省级非物质文化遗产保护专项资金补助项目

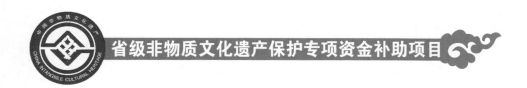

U0127893

李氏正骨技艺

主编　蒋彩云

郑州大学出版社

图书在版编目(CIP)数据

李氏正骨技艺／蒋彩云主编. -- 郑州：郑州大学出版社，2023.11
ISBN 978-7-5645-9898-3

Ⅰ. ①李… Ⅱ. ①蒋… Ⅲ. ①正骨手法 Ⅳ. ①R274.2

中国国家版本馆 CIP 数据核字(2023)第 172986 号

李氏正骨技艺

LISHI ZHENGGU JIYI

策划编辑	陈文静		封面设计	苏永生
责任编辑	吕笑娟		版式设计	苏永生
责任校对	张 楠		责任监制	李瑞卿

出版发行	郑州大学出版社		地　址	郑州市大学路 40 号(450052)
出 版 人	孙保营		网　址	http://www.zzup.cn
经　销	全国新华书店		发行电话	0371-66966070
印　刷	辉县市伟业印务有限公司			
开　本	787 mm×1 092 mm　1／16			
印　张	9.75		字　数	233 千字
版　次	2023 年 11 月第 1 版		印　次	2023 年 11 月第 1 次印刷

书　号	ISBN 978-7-5645-9898-3		定　价	78.00 元

作者名单

主　编　蒋彩云

副主编　李　杰　李冠男　郭建磊

编　委　（按姓氏笔画排序）

　　　　马旭涛　王　磊　冯建新

　　　　许冰峰　徐连杰

绘　图　王孟尧

序

李氏正骨，祖籍鄢陵李家村。原为武术世家，武艺世代相传，其先祖为顺治年间人，是当时颇有名气的武师，以"八卦拳"及枪、刀、剑、戟、棍、镰、矛等兵器武艺世代相传。不知道经历多少乱世，收留无数医者，同时在传授和切磋武艺过程中，难免失手伤人，在给习武弟子、百姓等治疗过程中不断总结、吸收，融合百家精华，形成独树一帜的疗法，且一代一代地传了下来。

第一代创始人：李存忠，生于清道光年间，在习武的同时，对医学颇有兴致，他遍访名医，刻苦学习医术，把李家医学总结完善，逐步形成了"李氏正骨体系"。

第二代传人：李仁功，生于清咸丰年间，在传承家传技艺的同时，不断思考与摸索，使李氏正骨疗法更趋于成熟和完善，被誉为当时"接骨第一人"。

第三代传人：李万林（李仁功重孙），为清同治年间人，在继承祖传正骨技艺的基础上不断探究创新，把祖传正骨术与中医药相结合，研制出"接骨丹膏""当归活血汤"等中药方剂，治疗更佳，深受百姓好评。鄢陵李氏正骨声名远播，鼎盛一时。

第四代传人：李丙申，刻苦钻研，善于总结，正骨技艺迅速提高，于1970年被吸收到彭店公社卫生院，成为该院业务骨干，治愈了许多骨伤重症，名声大振，吸引国内外患者慕名就诊。据《河南省鄢陵县卫生志》记载，当时卫生院的业务收入李丙申的处方额占一半甚至更多。

第五代传人：李纪中，熟悉掌握家传绝技和祖传秘方，对疑难骨折的整复更为娴熟，擅长于骨折后遗症的治疗。

第六代传人：李东岭（李纪中长子），许昌岭云骨伤医院的创始人，许昌岭云骨伤医院院长、骨伤专家，许昌市政协委员，许昌市跨世纪青年英才、市专业技术拔尖人才，世界骨伤联合会常务委员，中国疼痛研究会委员，中国传统手法研究会副主任。在继承家传正骨技艺的基础上融合现代新技术，尤其对近关节及关节内骨折的治疗达到国际先进水平。

蒋彩云（李纪中长媳），许昌岭云骨伤医院院长、骨伤专家，副主任医师、中药执业药师，毕业于河南中医药大学（前身河南中医学院），河南省非物质文化遗产——李氏正骨第六代传人，河南省非物质文化遗产研究基地项目负责人，全国骨病专业委员会副主席，许昌市政协委员，河南中医药大学第三附属医院针灸推拿专业学科联盟协会第一届副主任委员，许昌市"中医药学会骨伤专业委员会"常务委员，许昌市"中医药学会骨伤专业委员会"常务委员。被许昌市授予"三八红旗手""巾帼建国标兵""河南百名技术英杰"等荣誉称号。

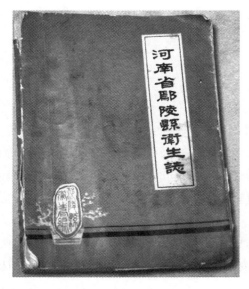

擅长：各种骨折，颈肩腰腿痛，风湿、类风湿关节炎，痛风，腰椎间盘突出症，腰肌劳损，强直性脊柱炎，腰椎退变，股骨头坏死，骨质增生及各种骨科疑难杂症的诊治与急救。

第七代传人：李杰(李东龄长子)，许昌岭云骨伤医院业务院长，毕业于河南中医学院，中州名医，兴中堂创始人，世界传统正骨手法协会副主席。在继承掌握祖传正骨技艺的基础上不断探索与总结，自创反作用力和生物力学系统正骨手法。

擅长：中医正骨传统疗法治疗各种骨折，如脊柱骨折、小儿骨折、股骨颈骨折、陈旧骨折、粉碎性骨折、骨不连、骨不愈合，以及各种较难治愈的骨伤、筋伤、脱位等治疗有独到的见解。

李冠男(李东龄长媳)，毕业于河南中医药大学，随跟河南中医药大学博士生导师高希言教授学习针灸。2008年跟随第六代传人蒋彩云学习"李氏正骨"，已经较为全面地掌握"李氏正骨"，并在传承祖传正骨手法的基础上，结合现代医学，总结出了一套治疗骨伤的新方法，把"李氏正骨"进一步发扬光大。10多年来，李冠男在跟随李氏正骨第六代传承人蒋彩云对祖传绝技学习继承的基础上，还先后到新乡医学院、河南中医学院、许昌市中医院骨伤专业进修，结合现代医学理论，总结出了一套治疗骨伤的新方法，使正骨疗效得到不断提升。

裴建伟

2023年11月

前　言

　　李氏正骨疗法起源于世代习武的李家村,李家以"八卦拳"及枪、刀、剑、戟、棍、镰、鞭、矛等兵器武艺世代相传,在给弟子和百姓治疗中不断摸索,同时,在战乱时收留一些道士及云游人士,其中不乏正骨好手,在互相学习切磋中得到一些治疗骨折的手法,经过不断实践总结,整理逐步形成"李氏正骨体系"。本体系具有相对独特的理论体系和完整的医疗方案,由实践经验逐步上升为独特的学科体系,成为中医骨伤科的重要学术流派。

　　近年来,随着党和国家对中医药事业的重视和支持,在各级政府和社会各界人士的信任与支持下,"李氏正骨"得到空前发展,成为许昌岭云骨伤医院的核心技术。许昌岭云骨伤医院继承与创新鄢陵李氏正骨疗法,逐渐形成"李氏正骨"品牌,得到社会各界及广大人民群众的认可。许昌岭云骨伤医院经过多年发展,逐步成为集医疗、教学、科研、产业为一体的河南省特色中医骨伤专科医院,"李氏正骨"被河南省卫健委确定为首批"优质中医学术流派","李氏正骨"第六代传承人蒋彩云院长为河南省首批优质中医学术流派代表性传承人。蒋彩云院长被河南省文化和旅游厅认定为第五批省级非物质文化遗产代表性传承人。为传承和发扬我国传统中医药文化,将"李氏正骨"技艺、学术思想及研究成果进一步发展创新,我们决定出版《李氏正骨技艺》,力求为中医骨伤科临床医师及中医爱好者提供行之有效的中医骨伤治疗方法。本书内容丰富、资料翔实,文字规范易懂、言简意赅、重点突出,治疗方法行之有效,便于读者掌握及应用。

　　本书共分5章41节,内容包括概论、上肢骨折、下肢骨折、躯干骨折、关节脱位。《李氏正骨技艺》一书全面、系统地总结了"李氏正骨"多年来的临床经验,体现了"李氏正骨"的整体观念、辨证论治特色和动静结合的临床理念,体现出李氏正骨的学术流派思想和临床经验水平。

　　"李氏正骨"经世代相传,内涵丰富、广泛,但编写时间仓促,难免存在不足之处,望各位读者提出宝贵意见,以便再版时进行修订。

编者

2023 年 11 月

目 录

第一章 概 论

第一节 中医骨伤发展简史

人类在漫长的生活过程中,经历了不同的历史阶段,正骨术就是在人们与病痛斗争的过程中逐渐演变而来的,并且随着社会生产以及时代更迭不断发展与提高。中医骨伤科是研究防治人体皮、肉、筋、骨损伤与疾患的一门科学,属"折疡""金疡"范畴,又称"接骨""正体""正骨""伤科"等。中医骨伤科历史悠久,源远流长,是中华各族人民长期与骨伤疾患做斗争的经验总结,具有丰富的学术内容和卓著的医疗成就,是祖国医学重要的组成部分,对中华民族的繁衍昌盛和世界医学的发展产生了深远的影响。早在170万年前,"元谋猿人"就在我国西南地区的土地上生活、劳动和发展着。70万年前,"北京猿人"已能制造粗糙的石器和原始骨器工具,在原始人居住的山洞里发现很厚的灰烬与火烧过的兽骨,证明"北京猿人"已学会用火。20万年前"河套人"时期,石器有了很大进步,并已发明了人工取火。在烘火取暖和烤炙食物的基础上,人们发现热物贴身可以解除某些病痛,产生了原始的热熨疗法。原始人在对付大自然灾害及抗击猛兽侵袭时,经常造成创伤,人们在伤处抚摸、按压以减轻症状,经过长期实践,摸索出一些简易的理伤按摩手法;对伤口则用树叶、草茎及矿石粉等裹敷,逐渐发现具有止血、止痛、消肿、排脓、生肌、敛疮作用的外用药物,这便是外治法的起源。

自中华民族有文字记载开始,即甲骨文年代(约公元前21世纪)就记录有对骨伤病的简朴知识;西周时期(公元前11世纪至8世纪),随着文化和医学的进步,骨伤病的病名概念和治疗方法,也逐步形成。《周礼·天官》上记载有"疡医",专治"肿疡""溃疡""金疡""折疡"。所谓"金疡",即为金刃、箭所伤;所谓"折疡",即跌打、坠堕所伤。战国至秦汉时期(公元前5世纪至3世纪),中医学的基本理论已形成,在这个时期成书的有《五十二病方》《黄帝内经》《治百病方》《难经》和《伤寒杂病论》等,所论及骨伤科的内容,既有治疗经验,也有理论,成为后世骨伤科赖以发展的基础。三国、两晋、南北朝时期(公元220年至589年),华佗发明了全身麻醉术,在治疗上除手法整复方法外,也用切开手术治疗,并以"五禽戏"锻炼和恢复功能;葛洪(公元281年至341年)所著的《肘后方》,首次介绍了骨折固定的方法和开放创口的处理方法。隋唐年间(公元6世纪至10世纪),除《诸病源候论》(巢元方,公元610年)、《备急千金要方》(孙思邈,公元640年)和《外台秘要》(王焘,公元752年)等著作对骨伤病的病因、病机以及诊断、治疗的阐述外,还出现了骨伤科专著《仙授理伤续断秘方》(蔺道人,公元841年至846年),至此骨伤科疾病诊断及治疗学基本形成。到了宋、辽、金、元(公元10世纪至14世纪),医事制度上有了正骨科,并列为 13 个科之一。这时期的医学著作有《太平圣惠方》《圣济总录》等书,其中都有折伤的专卷。特别是在元代的《永类铃方》(李仲南,公元 1331 年)、《世医得效方》(危亦林,公元 1337 年)和《回回药方》的骨科专篇论述中,多有发明创新,如危氏的过伸复位法是世界上最早的治疗脊柱骨折的方法,而这一疗法,至今仍为临床所用。明代至前清时期(公元 1368 年至 1851 年),正骨科是大医院九门方科之一,由于解剖学上的进步,促进了骨伤科的发展。在这个时期,名医辈出,著名的有异远真人所著《跌损妙方》(公元 1523 年)、薛己著《正体类要》(公元 1529 年)、吴谦著《医宗金鉴·正骨心法要旨》(公元 1742 年)、胡延光著《伤科汇纂》(公元 1815 年)、钱秀昌著《伤科补要》(公元 1818 年)等。

第二节 现代临床正骨方法

运用手法诊断治疗骨关节损伤之技术。《理伤续断方》提出拔伸、用力收入骨、捺正等手法。《医宗金鉴》(1742 年)卷八十七则总结发展为摸、接、端、提、按、摩、推、拿八种手法。现代正骨则总结出手摸心会、拔伸牵引、旋转屈伸、提按端挤、摇摆触碰、挤捏分骨、折顶回旋、推拿按摩中西医结合新八法。此外,还有拉、卡、捏、抖、旋等手法。

新正骨八法为现代临床正骨的基本方法。

1. 手摸心会 用手指指腹触摸骨折局部,并用心体会,手法由轻逐渐加重,由浅入深,从远到近了解骨折移位情况,是分离还是骨碎等,医生在头脑中要建立一个骨折移位的立体形象。虽然通过 X 射线可清楚地看到骨骼的形态,但 X 射线片只能给人以平面的指示,而手摸心会有助于了解全貌。因此,手摸心会是临床运用其他手法对症施治的先导手法。

2. 拔伸牵引 整复骨折的起始手法,由一人或是数人握持骨折远、近端,先在肢体原来畸形的位置下,沿肢体纵轴方向对抗牵引,然后按照正骨步骤改变肢体方向,持续牵引以矫正肢体的短缩畸形,恢复肢体长度,为其他正骨手法的实施创造条件。

3. 旋转屈伸 近端骨折段位置不易改变,远端段因失去连续可以活动,故应用旋转、屈伸、外展、内收等方法,整复骨折断端的旋转或成角移位。

4. 提按端挤 用于整复骨折侧方移位的方法,古称捺正。骨折的侧方移位分为前后侧移位和内外侧移位;前者用提按法纠正,后者用端挤手法矫正。医者一只手固定骨折近端,另一只手握住骨折远端,或上下提按,或左右端挤。

5. 摇摆触碰 用于横断、锯齿形骨折,可使骨折面紧密接触,增加复位的稳定。用双手固定骨折部,在助手维持牵引下,轻轻左右或上下方向摇摆骨折远端至骨擦音消失,称为摇摆法。触碰法可使骨折端紧密嵌插,医生一只手固定骨折部,另一只手轻轻叩击骨折远端。

6. 挤捏分骨 用于矫正两骨并列部位骨折移位的手法,医者用两手拇指及示、中三指由骨折部的掌背侧对面挤捏或夹挤两骨间隙,使骨间膜紧张,靠拢的骨折断端便分开,远近骨折端相对稳定,并列的双骨折就能像单骨折一样一起复位。

7.折顶回旋　折顶法用于矫正肌肉丰厚部位的骨折,且较大的重叠移位仅靠拔伸牵引法不能矫正者。双拇指并列抵压骨折突出的一端,两手余指环抱骨折下陷的一端,用力挤按突出的一端使骨折处原有成角加大至30°～50°,当骨折端的骨皮质接近后,骤然用环抱的四指将远折端的成角伸直,进行反折,矫正畸形。回旋法用于矫正背向移位的斜形骨折、螺旋形骨折、软组织嵌入形骨折。双手分别握住远近折端,按原来骨折移位方向逆向回旋,使断端相对。

8.推拿按摩　本法是理筋手法在整复骨折时的具体运用,目的是骨折复位后调理骨折周围受损的筋络,但使用理筋手法时要轻柔,仅作为结束时的辅助性手法。

第三节　李氏正骨疗法

许昌岭云骨伤医院是一家以中医骨伤为特色的非营利性专科医院,医疗设施齐全,设有中医骨伤科、中医康复科、风湿骨病科、手外科等科室。医院中医骨伤科前身是始创于清代的鄢陵彭店李氏正骨,是中医特色保持完整的中医骨伤特色专科。医院先后被授予"河南省特色中医骨伤专科医院""河南省非物质文化遗产研究基地",医院李氏正骨疗法先后被授予"河南老字号""河南省非物质文化遗产"(图1-1～图1-4)。

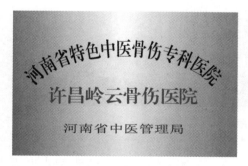

图1-1　河南省特色中医骨伤专科医院挂牌

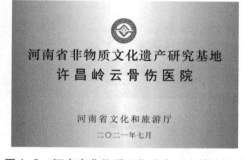

图1-2　河南省非物质文化遗产研究基地挂牌

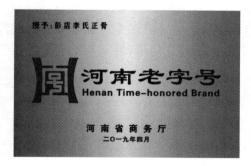

图1-3　河南老字号挂牌

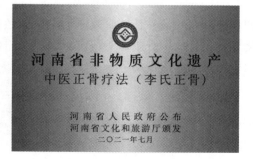

图1-4　河南省非物质文化遗产挂牌

　　医院以李氏正骨疗法为主要支撑,李氏正骨疗法是李氏家族在长期医疗实践中逐渐摸索、完善而形成的中医治疗骨伤的有效方法,具有相对独特的理论体系和完整的医疗方案,主要运用纯中医手法治疗骨科疾病,通过推、接、端、提、按、摩、拉、拿等手法,对伤骨进行拔伸、复位、对正,然后用小夹板外固定,并配以"接骨丹膏药方""当归活血汤方""外洗药方"等独家秘制中药汤剂进行辅助治疗,以达到续筋接骨、活血化瘀、消肿止痛的治疗目的,具有"简便实用、痛苦小、手法轻、康复快"等显著特征。结合现代先进设备和高端技术,全面继承和发展中医药特色,以"整体观念、辨证施治、手法复位、夹板固定、内外兼治、筋骨并重、动静结合"的综合治疗骨病疾患著称于世。

　　位于许昌市魏文路与文轩路交叉口的许昌岭云骨伤医院新院区总建筑面积达到6.6万平方米,拟设置正骨科、创伤科、关节科、脊柱科、小儿骨科、骨病科、手足外科、内科、外科、急诊科、重症监护室、麻醉科、康复科、药剂科、检验科、血库、医学影像科、手术室、消毒供应室、医疗质量管理部、护理部、医院感染管理科、器械(设备)科、病案(统计)室、信息科(图1-5)。

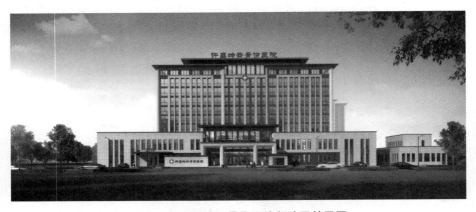

图1-5　许昌岭云骨伤医院新院区效果图

　　新院区拟设置病床300张,年接收住院患者达到7 000人次,年门诊量达到20万人次,使许昌岭云骨伤医院的医疗、科研、教学、预防、保健功能进一步完善,依据中医"治未病"为核心理念进一步开展中医预防保健服务,并成为区域内中医预防保健的服务中心。初步把许昌岭云骨伤医院建成为中医特色突出、综合服务功能强、专科优势明显的现代化综合性二级甲等中医专科医院,使之在保障全市人民群众健康、继承和发展中医药事业中发挥更大的作用。

第二章 上肢骨折

第一节 锁骨骨折

锁骨骨折多见于青壮年及儿童,直接暴力或间接暴力均可造成骨折,但以间接暴力多见,其典型移位是骨折内侧段因胸锁乳突肌的牵拉向后上方移位,外侧段受胸大肌、斜方肌的牵拉向内前方移位,受重力的影响向下移位。直接暴力导致的锁骨骨折多为粉碎性骨折,幼儿常发生青枝骨折,骨折端可向上成角。可合并锁骨下血管、神经及肺组织的损伤,但临床罕见(图2-1)。

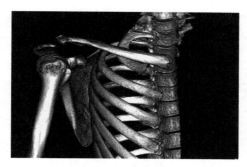

图2-1 锁骨骨折

【临床表现】

患者有跌倒受伤或暴力直接打击锁骨的外伤史。伤后骨折局部疼痛、肿胀,严重者皮下出现瘀斑,锁骨上、下窝变浅甚至消失,患侧上肢活动受限,幼儿多发生青枝骨折,骨折时局部肿胀多不明显。患者常以健手托住患肢,头部偏向患侧,下颌偏向健侧,患肩向前内下方倾斜,检查时可见伤处异常隆起,局部肿胀疼痛,骨折部压痛明显,可触及异常活动和骨擦音,检查幼儿时,活动其伤肢或按压伤侧锁骨时可因疼痛而哭闹。X射线检查可明确骨折的部位及移位的形式和程度(图2-2～图2-6)。

【诊断】

根据外伤史、临床症状、体征及X射线表现可做出明确诊断。损伤严重、骨折移位明显,尤其是粉碎性骨折者,骨折片可压迫或刺伤锁骨下动、静脉或臂丛神经。诊断骨折的同时,应仔细检查患肢血液循环、肌肉收缩活动及皮肤感觉,以排除锁骨下血管、神经损伤。

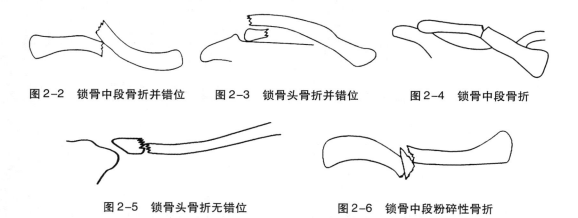

图2-2　锁骨中段骨折并错位　　　图2-3　锁骨头骨折并错位　　　图2-4　锁骨中段骨折

图2-5　锁骨头骨折无错位　　　　　图2-6　锁骨中段粉碎性骨折

【鉴别诊断】

（1）当锁骨骨折发生在外1/3，尤其是移位骨折，由于距肩锁关节较近，故临床往往需与肩锁关节脱位或半脱位鉴别。

（2）可拍摄双肩应力X射线片。

（3）如患肩喙锁韧带断裂，则X射线片显示骨折移位加大，喙突与锁骨之间距离增宽。

【治疗方法】

大多数锁骨骨折应以保守治疗为主，不应为追求解剖复位而反复多次整复或盲目手术，多次整复会加剧肿胀，甚至引起神经、血管损伤；对于粉碎性骨折，复位时不应按压骨折碎片，而应采取捏合手法，否则极易伤及锁骨下血管、神经。

1. 整复标准　目前，无论哪种非手术疗法都不能使多数骨折达到解剖对位，但从肢体功能出发，只要对位在1/3以上，或两断端皮质接触，即可使骨折迅速愈合。

2. 手法复位　患者取坐位，双手叉腰，抬头挺胸，助手一足踏于凳上，屈膝后用膝部顶住患者背部中间，双手分别抓住患者两上臂上端，用力将两侧肩胛带向后、外方牵拉，以矫正重叠、成角移位。术者面对患者站立，一只手按压骨折近端向下，另一只手提托骨折远端向上，使两骨折端对合。如为儿童青枝骨折存在向上成角移位时，可向下按压骨折凸起部即可复位。

3. 固定方法　复位后患侧肩部外敷"黑玉断续膏"，再用以下几种方法固定。

（1）横"8"字形绷带法　使患者维持挺胸叉腰位，于骨折近端放置高低垫，然后在两腋窝部放置棉垫以防止血管、神经受压。用绷带按横"8"字形从患侧肩前部开始，从背侧绕到健侧腋下，经健侧肩前向上又横过背部，再回到患侧腋下，并绕向患侧肩前，经骨折处至背部，如此反复缠绕8～12层。此法适用于锁骨中1/3及中外1/3骨折，固定时间为3～4周，粉碎性骨折可延长至6周。

（2）锁骨带固定法　患者体位及腋窝部棉垫放置方法同前，用绷带制成两个周径大于上臂周径的环圈，分别套于两腋部，然后于前后方绑缚3条固定带，前侧及后侧上方固定带的作用是防止双圈松脱，后下方固定带的作用是固定锁骨，固定带的两端分别打结,也可用锁骨带固定(图2-7)。

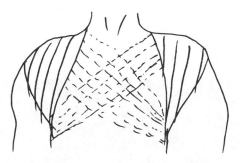

图2-7　锁骨带固定法

4. 注意事项

(1)轻度移位或无移位的骨折偏"8"字形绷带外固定,前臂屈曲90°~100°,前臂吊带悬吊患肢2~3周。

(2)对于开放性骨折或伴有血管、神经损伤的锁骨骨折也可进行手术探查治疗。

【预后与康复】

锁骨骨折预后一般良好,一定程度的畸形愈合对功能无明显影响,复位固定过程中,不宜盲目追求骨折对位而反复整复或外固定过紧,以免加重损伤或压迫血管、神经。固定期间,患者应尽可能保持挺胸,并后伸肩部,初期可做腕肘关节屈伸活动,中后期逐渐做肩部功能锻炼,以利于肩关节功能尽快恢复。

【临床病例】

患者,尚某,骑电车回家过减速带时因刹车失灵,车速过快摔倒,致右肩肿胀、疼痛,不能活动,急到医院就诊,行计算机X射线摄片(CR)检查示:右锁骨骨折。门诊检查后以"右锁骨骨折"收治。

影像学检查示:右锁骨中段可见骨质结构断裂,皮质不连续。断端上下移位,局部软组织影明显肿胀。余肩关节诸骨结构完整,未见明显异常改变(图2-8)。

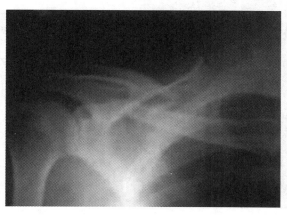

图2-8　复位前

中医诊断:骨折病;气滞血瘀。

西医诊断:右锁骨骨折。

患者入院后给予完善相关检查,在 X 射线下行李氏正骨手法整复(图2-9)。骨折处"黑玉硬膏"外敷,同时口服当归汤。卧床休息,骨科护理常规,忌食生冷辛辣及绿豆。

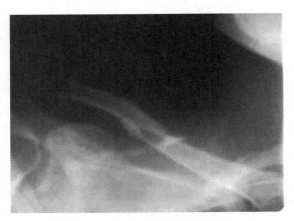

图2-9　复位后

出院情况:患者神志清,精神尚可,一般情况尚可,诉右肩疼痛减轻。查体:右肩疼痛,膏药外敷良好,双下肢及左上肢活动尚可,末梢循环及感觉尚可。

第二节　肱骨外科颈骨折

肱骨外科颈骨折多发于老年人,亦可见于儿童和壮年人。肱骨外科颈骨折移位多较严重,局部出血较多,此骨折多为间接暴力所致。由于损伤时患肢姿势和暴力方向、程度的差异,肩部外侧直接暴力亦可引起骨折(图2-10、图2-11)。

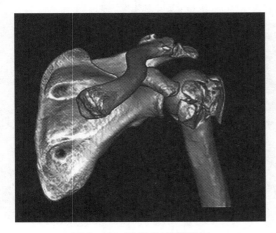

图2-10　肱骨外科颈骨折

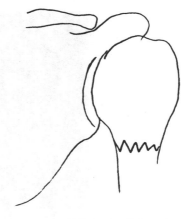

图2-11　肱骨外科颈骨折示意

【分型】

1.间接暴力骨折　间接暴力引起的肱骨外科颈骨折分为以下 4 型。

（1）嵌插型（又叫无移位型）　临床较为常见，两骨折断端嵌插，远折端嵌插入近折端骨质内，无侧方及成角移位（图 2-12）。

（2）外展型　临床多见，骨折远端外展，断端外侧皮质嵌插（内侧分离），而向前内成角，或合并向内前侧方移位，远折端多位于近折端的外侧，并可出现重叠移位（图 2-13）。

（3）内收型　临床较为少见，骨折远端内收，断端内侧皮质嵌插（外侧分离），而向前成角，或合并向外前侧方移位，远折端多位于近折端的外前侧，并可出现重叠移位（图 2-14）。

（4）合并肩关节前脱位　临床罕见，肱骨头多脱位至关节盂下，骨折远端可位于肱骨头的内侧或外侧。

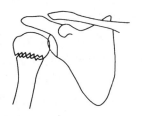 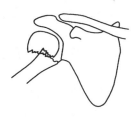 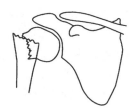

图 2-12　嵌插型骨折　　　　图 2-13　外展型骨折　　　　图 2-14　内收型骨折

2.直接暴力骨折　肩外侧受直接暴力打击或跌倒时肩外侧着地所致，为骨膜下骨折，多无移位，亦可为移位明显的粉碎性骨折，除肱骨外科颈骨折外常累及大、小结节等处。

【临床表现】

（1）患者有肩外侧被钝器击伤或跌倒受伤史。

（2）伤后患肢疼痛、肿胀、功能受限，上臂内侧可见瘀斑，或出现张力性水疱，局部压痛及叩击痛。

（3）骨折断端移位明显者，可触及骨擦音和异常活动，上臂外观畸形。

（4）合并肩关节脱位者有方肩畸形，可在腋下或喙突下扪及肱骨头，合并腋神经损伤可导致三角肌萎缩或瘫痪而出现肩关节假性脱位。

（5）X 射线正位、穿胸位片可确定骨折类型及移位情况，必要时行 CT 或磁共振检查进一步诊断。

【诊断】

（1）根据外伤史、临床表现及 X 射线检查可做出明确诊断。

（2）儿童青枝骨折可能仅见一侧骨皮质内凹，或呈"竹节样"改变，两者均可无骨折线，阅片时应仔细，防止漏诊。

（3）对疑有肱骨外科颈骨折的患者应拍摄正位和穿胸位片，全面了解骨折移位情况以指导临床治疗。

【治疗】

无移位裂纹骨折或嵌插骨折,"黑玉断续膏"外敷骨折处,夹板外固定,前臂吊带悬吊患肢2~3周即可开始功能活动,移位骨折及合并肩关节脱位者,应予手法复位及"黑玉断续膏"外敷,夹板外固定,前臂吊带悬吊患肢5~7周即可开始功能活动。

1. 整复标准 成角矫正,正常力线恢复,侧方移位基本矫正。对骨折合并脱位者,首先应将肱骨头整复。早期因外伤造成关节内反应性积液,使肱骨头与肩胛盂之间暂时性距离增大时,X射线片常显示有半脱位现象,在整复固定后只要将肘部托起,这种假象即可消失。

2. 手法复位

(1)外展、内收型骨折 ①纠正重叠移位,患者坐位或卧位,近端助手用一布带绕过腋窝向上提拉,远端助手握前臂上端屈曲90°顺势牵引以纠正重叠移位。②纠正内外成角及侧方移位,对外展型骨折,术者两拇指按于骨折近端外侧,余指环抱骨折近端的内侧,用力提按,同时令远端助手在牵引下前屈患肢肩关节,并上举超过头顶。

(2)合并肩关节脱位 ①患者仰卧,患肢置于自然休息位或外展位。②近端助手用宽布带绕患侧腋下胸壁向上牵引,远端助手握患肢于轻度外展位给予轻缓的牵引,以牵开骨折远端与关节盂之间的间隙,为肱骨头入盂打开通道,牵引力宜轻柔而且持续稳定。③术者用双手拇指分别从腋下前、后两侧伸入腋窝,摸清肱骨头后将其缓慢地向后外上方推顶,使之入盂。④肩关节脱位整复后,再按前法整复骨折。

3. 固定方法

(1)应采用上臂超肩关节夹板固定。①外展型骨折在近端外侧放一平垫,远端内侧(腋下)放一个连夹板的蘑菇垫,内收型骨折在外侧成角处放置平垫,蘑菇垫置于内上髁上部。②包裹棉垫后按要求放置夹板,骨干部用三条扎带捆紧,然后用内侧夹板上方预先留置的长扎带,向外上方穿过前、外、后侧夹板顶端的布带环,并做环状打结。③最后将长布带穿入棉垫卷(置于对侧腋下)以免勒破皮肤,后绕过对侧腋下打结,前臂吊带悬吊患肢(图2-15)。

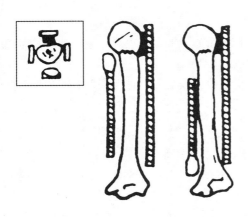 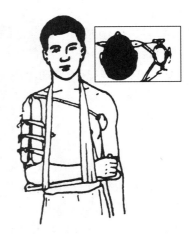

图2-15 固定方法

（2）外展型骨折应置于内收位固定，时间 4~6 周。

（3）内收型骨折如于中立位固定不稳定者，可用外展支架将患肢置于肩外展 70°、前屈 30° 及肘屈 90° 位固定，3 周后骨折端已初步连接，可拆除外展支架，继续用夹板固定 1~2 周。

（4）合并肩关节脱位者，应置于骨折稳定位固定，一般多置于外展位固定。

4.牵引疗法　①适用于粉碎性骨折且有明显错位者。②一般采用尺骨鹰嘴牵引，将上臂置于使骨折远端能对应骨折近端的位置。③可配合使用手法和夹板固定。④牵引时间为 3~4 周，牵引重量为 2~4 kg。

肱骨外科颈骨折移位严重经手法复位不成功，或因延误而不能手法复位者可考虑手术治疗。

【预后与康复】

①骨折固定后，早期可行肘腕关节及掌指关节功能锻炼。②2~3 周内外展型骨折应限制外展活动，内收型骨折应限制内收活动。③3~4 周后解除外固定后开始练习肩关节各方向活动，幅度应逐渐加大。④中老年患者后期极易并发肩周炎，故应强调早期进行适当的活动。⑤儿童患者因其骨折部位会随着年龄的增长而逐步下移，故复位要求较低，一定程度的错位愈合不致影响其今后的肩关节功能。

【临床病例】

患者，王某，男，43 岁，在自家小区下楼梯时因踩空摔倒，致左肩关节肿胀、疼痛伴活动受限，急到医院就诊。

查体：左肩关节肿胀明显，疼痛剧烈，外观畸形，局部压痛明显，局部肤色暗红，皮温高，左肩活动受限，活动时疼痛加重，末梢循环及感觉尚可。

CR 示：左肱骨外科颈骨折，可见多发骨折线影，断端移位（图 2-16、图 2-17）。

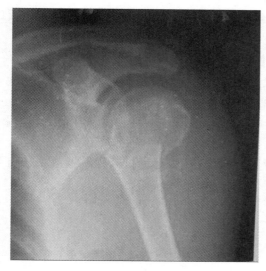

图 2-16　复位前

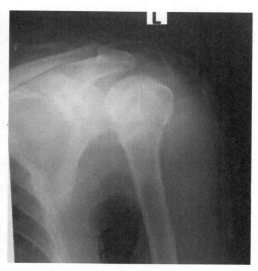

图 2-17　复位后

第三节　肱骨干骨折

肱骨干骨折是指肱骨外科颈以下 1~2 cm 至肱骨髁上 2 cm 之间的骨折,临床上多见于青壮年(图 2-18、图 2-19)。

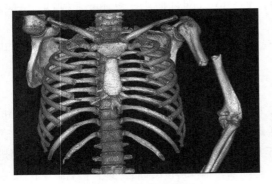

图 2-18　肱骨干骨折

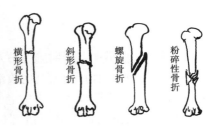

图 2-19　肱骨干骨折分型

【病因病机】

(1)肱骨干中上段骨折大多由直接暴力造成,因此也可发生开放性骨折,其骨折大多为横断形或粉碎性(图 2-20)。

(2)传达暴力骨折见于跌倒受伤。

(3)扭伤暴力骨折则多因投掷受伤及掰腕时用力过猛而致骨折,此类骨折的典型部位常为中、下 1/3 交界处,骨折线多呈斜形或螺旋形(图 2-21)。

(4)当骨折局部遭受挤压力和弯曲力复合作用时,常在斜形骨折的基础上发生蝶形骨折。

(5)由于肌肉的牵拉,肱骨干不同平面的骨折会出现不同形式及方向的移位。

(6)三角肌止点以上者,近折端因胸大肌、背阔肌和大圆肌牵拉而向上、向内移位,远折端因三角肌、喙肱肌、肱二头肌和肱三头肌的牵拉而向上、向外移位。

(7)三角肌止点以下骨折者,近折端因三角肌和喙肱肌牵拉而向外、前移位,远折端因肱三头肌及肱二头肌牵拉而向上移位。

(8)肱骨干下 1/3 骨折,由于患者将前臂吊于胸前,常引起远折端内旋及成角移位(图 2-22)。

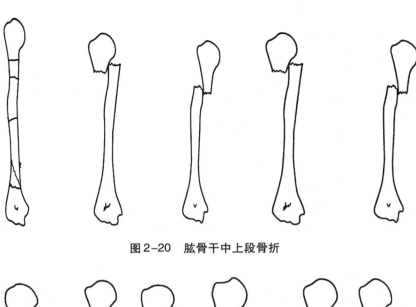

图 2-20　肱骨干中上段骨折

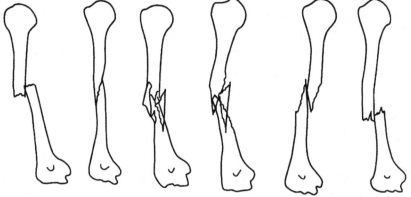

图 2-21　肱骨干中下段骨折

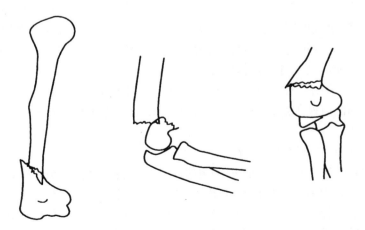

图 2-22　肱骨干下 1/3 骨折

【临床表现】

（1）患者多有明确外伤史。

（2）伤后患肢疼痛、活动障碍、肿胀、瘀斑，严重时局部可出现张力性水疱。

（3）检查时骨折局部可扪及骨擦音、异常活动，患臂缩短、成角或旋转畸形。

（4）部分损伤严重的患者可并发桡神经或肱动脉损伤，合并桡神经损伤者，可出现垂腕畸形，掌指关节背伸功能障碍及第1、2掌指背侧皮肤感觉障碍。

（5）X射线片可明确骨折部位、类型及移位情况。

【诊断与鉴别诊断】

根据患者的外伤史、临床表现，结合X射线摄片检查可明确诊断。肱骨上段骨折与肱骨外科颈骨折，肱骨下段骨折与肱骨髁上骨折，由于部位接近，故临床上有时需要加以鉴别，从暴力特点、发病年龄等则可初步予以鉴别，确定诊断需借助X射线摄片检查。

【治疗】

1. 整复标准　以闭合复位外固定为主，忌为追求解剖复位而反复多次整复，横形骨折整复时应避免强力牵引以防断端分离，中、下段骨折忌用暴力手法，以免损伤桡神经。闭合骨折并桡神经损伤者，手法复位，"黑玉断续膏"外敷，夹板固定，加强腕关节及掌指关节功能锻炼，3个月后神经无恢复迹象者应手术探查；对开放性骨折并桡神经损伤应在清创术的同时行骨折内固定并探查修复神经，无移位骨折用小夹板固定3周后即可进行功能锻炼。

2. 手法复位

（1）纠正重叠移位　①患者坐位或卧位，患肩前屈30°，肘关节屈曲90°，上臂中立位。②近端助手用一宽布带绕过患肢腋窝并向上牵引。③远端助手两只手分别握持患肢肘部及前臂，先沿畸形方向牵引，然后慢慢转至与骨折近端纵轴一致的方向牵引（上1/3骨折，将远端肢体轻度内收，中1/3及下1/3骨折，则置于轻度外展45°位）以纠正骨折的重叠及成角移位。

（2）纠正侧方移位　①上1/3骨折，术者一只手置于骨折近端内侧，另一只手置于骨折远端的外侧，两手轻度叩击，以纠正侧方移位。②中1/3骨折，术者两拇指按压骨折近端的外侧，余指环抱骨折远端的内侧，用力推挤纠正侧方移位。③下1/3骨折，术者双掌相对置于骨折的前后及内外侧推挤断端使之对合。

（3）无移位型骨折　如为横形骨折，术者两手合抱骨折端，令远折端助手将骨折远折端作轻微摇晃的同时施加纵向挤压力，使骨折段锯齿吻合并嵌合紧密。

3. 固定方法

（1）外敷　"黑玉断续膏"外敷。

（2）夹板外固定　①上1/3骨折选用超肩关节夹板，于近折端前内侧、远折端后外侧各放置一平垫。②中1/3骨折选用不超关节夹板，于近折端前外侧、远折端后内侧各置一平垫。③下1/3骨折选用超肘关节夹板，压垫放置根据骨折移位情况采用两垫或三垫固定法。④应尽量避免在中下1/3前外侧放压垫，否则易导致桡神经受压而损伤，必须放压垫时应避开桡神经。⑤远折端内旋移位的螺旋形骨折，可用上肢外展托架固定。

⑥固定体位时肘关节屈曲90°,前臂中立位置于带柱托板上。⑦骨折有分离趋势者,应加用上肢外展支架,将患肢固定于外展位以减少重力影响或用肩肘弹力兜固定。⑧固定时间成人6~8周,儿童3~4周(图2-23)。

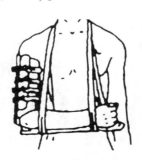

图2-23 固定方法

(3)"U"形夹板固定 ①适用于横形或短斜形骨折,固定时患肢屈肘90°,用一长宽适宜的"U"形夹板自患肢内侧绕腋窝处开始,向下绕过肘部,再沿患肢上臂外侧向上至三角肌中上部放置,然后用绷带缠绕。②如骨折有分离倾向时亦可将三角巾绕至肩上部。

(4)悬垂固定 ①适用于螺旋形、斜形骨折重叠移位明显者。②固定方法为置肘关节功能位,前臂中立位,患肢超肘夹板伸直位固定,其上端超过近折端3 cm,下端达手指末端2~3 cm处。③夹板固定时应于腕部桡侧及掌背侧各放置2个防压垫,作预防压疮用。

4.手术治疗 对开放性骨折、肱骨干多段骨折、手法复位失败者,合并血管、神经损伤者,骨折断端间有软组织嵌入者,或合并同侧肩、肘部骨折等可考虑手术治疗。

【预后与康复】

(1)肱骨干骨折复位时要防止过度牵引、反复多次整复,尤其是体弱者,易造成骨折迟缓愈合甚至不愈合。

(2)肱骨干骨折,尤其是横形骨折,无论采取何种形式的外固定,骨折断端均可由于肢体自身重量的悬垂牵引作用使骨折端发生分离移位,故整复时应采用叩击法嵌插骨折断端,宜采用前臂托板悬吊,外展支架或弹力带行肩肘环绕等形式的固定以抵消上肢重量的影响。

(3)固定过程中要指导患者多做肌肉收缩运动,并经常做患肢依托座椅扶手或桌面,用健手按压患侧肩部向下的动作,来预防分离移位的出现。

(4)复位后2~3周内应定期摄片复查,以便及时发现问题,及时处理。此外,肱骨干与桡神经的关系密切,在整复及固定过程中易损伤桡神经。

(5)固定后即可做伸屈掌指、腕关节及耸肩等活动,有利于气血通畅。肿胀开始消退后,应做肌肉等长舒缩运动,以加强两骨折端在纵轴上的挤压力,保持骨折部位相对稳定。3~4周后逐渐进行肩关节及肘关节伸屈活动。

(6)骨折愈合后做肩关节外展、内收及肘关节伸屈活动。

【临床病例】

患者,李某,46 岁,因干活时摔倒,导致左上肢肿胀、疼痛,不能活动,到我院就诊,行 CR 检查示左肱骨干骨折,遂在我院行中医正骨保守治疗(图 2-24、图 2-25)。

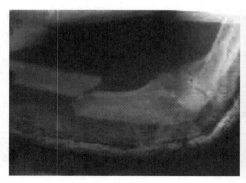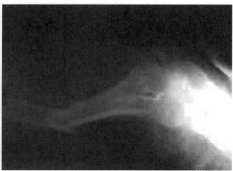

图 2-24　复位前

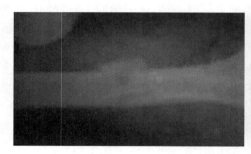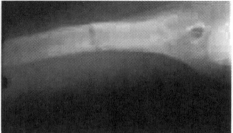

图 2-25　复位后

第四节　肱骨髁上骨折

肱骨髁上骨折指肱骨远端内外髁上方的骨折,以 5 ~ 10 岁儿童多见,但亦可见于成年人及老年人(图 2-26)。

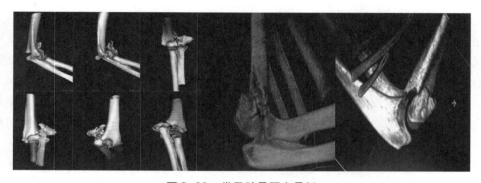

图 2-26　常见肱骨髁上骨折

【病因病机】

（1）肱骨髁上骨折多为间接暴力所致，患者跌倒受伤，躯干重力与地面反作用力交集于髁上部而导致骨折，残余暴力及肌肉牵拉力使骨折发生前后、侧方及重叠移位。

（2）由于跌倒时手支撑地面，身体重心落于患臂，躯干和上臂之间相对旋转，加之前臂肌肉牵拉等因素作用，可使骨折断端产生旋转移位。

【分型】

根据肱骨髁上骨折机制及移位特点可分为以下 4 型。

1. 伸展型　①跌倒时，肘关节呈半屈状手掌着地，地面的反作用力经前臂传导至肱骨下端，使肱骨髁上部骨折。②骨折的近端向前移位，远端向后移位。③骨折线方向由后上至前下方斜形经过。④移位严重者，骨折近端常损伤肱前肌并对肱动脉造成损伤。骨折近端损伤的神经多为正中神经、桡神经（图 2-27）。

2. 伸展尺偏型　①外力来自肱骨髁部的前外侧，肱骨髁受力的作用使肱骨髁上骨折的远端向尺侧和后侧移位。②内侧骨质可能部分被压缩，外侧骨膜有时尚完整。③此类骨折的内移和内翻的倾向性大，骨折移位时必须加以整复，以避免肘内翻畸形（图 2-28）。

3. 伸展桡偏型　①外力自肱骨髁部的前内侧，骨折后，骨折远端向桡侧和后侧移位。②这种骨折不易发生肘内翻畸形（图 2-29）。

4. 屈曲型　①多系肘关节屈曲位，肘后着地，外力自下而上，尺骨鹰嘴直接撞击肱骨髁部，使髁上部骨折。②骨折远端向前移位，近端向后移位（图 2-30）。

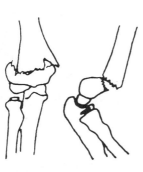

图 2-27　伸展型骨折

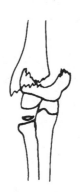

图 2-28　伸展尺偏型骨折

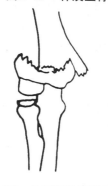

图 2-29　伸展桡偏型骨折

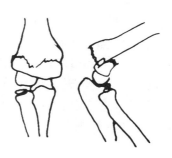

图 2-30　屈曲型骨折

【临床表现】

(1)患者多为跌倒受伤,手掌或肘后部着地。

(2)伤后患肘疼痛、肿胀、瘀斑,严重时可出现张力性水疱,活动受限。

(3)检查时肱骨髁上部压痛,移位明显者可触及异常活动和骨擦音,伸直型肘后突起呈"靴形",肘前可扪及突出的骨折近端。

(4)屈曲型肘关节屈曲,肘后呈半圆形,可扪及突出的骨折近端。

(5)肱骨髁上骨折早期处理不当,如骨折错位未能纠正,肱动脉扭曲或外固定过紧,压迫肘前肱动脉,均可并发前臂骨-筋膜室综合征。

(6)严重者将继发缺血性肌挛缩,导致患肢功能丧失。

【诊断与鉴别诊断】

(1)根据患者的外伤史、骨折的临床表现和体征,一般即可诊断。但欲明确骨折的类型及移位程度尚需行X射线摄片检查。

(2)X射线片可显示骨折的典型移位,其中尺偏型骨折可显示断端尺侧皮质塌陷、碎裂或嵌插,桡偏型骨折可显示桡侧塌陷,但出现概率较低,当骨折出现旋转移位时,X射线片显示骨折远、近两断端宽度不等宽。

(3)典型的肱骨髁上骨折临床诊断并无困难,但一些微细骨折则容易出现漏诊。

(4)对儿童肘部损伤,除应认真进行临床检查外,还应仔细阅读X射线片防止漏诊。

(5)微细骨折的X射线表现主要有:①髁上骨皮质轻微皱折、成角,正常肱骨远端侧位有"X"形致密线,此为鹰嘴窝和冠状窝之皮质。②骨折远端前面之透亮脂肪垫应与肱骨紧密相连,后脂肪垫不显影。③骨折后可见"X"形致密线中断、挤裂,关节囊内脂肪垫上移,远离肱骨出现"八"字征,说明关节内有积血,提示骨折存在。④肱骨髁上骨折与肘关节后脱位临床均会出现"靴形"畸形,故应防止混淆,肘关节脱位儿童罕见,其肘后三角关系改变,检查时可扪及弹性固定,除非合并内上髁骨折,否则不会闻及骨擦音,X射线检查可直接鉴别。⑤肱骨髁上骨折与肱骨髁间骨折临床表现十分相似,X射线摄片可鉴别。

【治疗】

肱骨髁上骨折治疗一般以手法复位、膏药外敷、夹板外固定为主。临床要恰当掌握手法复位的时机,如骨折肿胀较甚者应先针灸治疗,促使局部肿胀消退,局部有张力性水疱者应在无菌条件下处理,方可施行手法复位,局部肿胀严重、水疱较多者,不宜立即行手法复位,可行尺骨鹰嘴牵引(以利于肿胀消退并纠正重叠移位),一般于3~7 d之后,再行手法复位,如合并血管、神经损伤时,应考虑手术探查,探查血管、神经的同时将骨折在直视下复位并用骨圆针内固定。

1.整复标准 只要有轻微的尺偏,都有并发肘内翻的可能,所以肱骨髁上骨折的整复标准是断端无重叠、旋转,且以无尺偏而留有断端横径1/5~1/3的桡偏,并使肢体远端外翻为佳,侧方对位则在1/2以上即可。

2.手法复位

(1)患者仰卧,患肢轻度外展,前臂旋后,两助手分别握住患肢上臂及前臂,顺畸形方向(伸直型置肘轻屈或伸直位,屈曲型置屈肘70°～80°位)拔伸牵引,以纠正重叠及成角移位。

(2)有旋转移位者,应优先予以纠正,术者一只手固定近折端及肘部,根据旋转移位方向,反向旋转骨折远端,同时令远端助手配合,同向旋转前臂以纠正骨折的旋转移位。

(3)然后纠正侧方移位,对尺偏型骨折,术者两手掌分别置于近折端的外侧和远折端的内侧,相对挤压纠正尺偏移位,如为桡偏型骨折,术者两手掌分别置于近折端的内侧和远折端的外侧,相对挤压纠正桡偏移位。

(4)最后纠正前后移位,对伸直型骨折,术者下蹲,两拇指顶住尺骨鹰嘴后侧,余指环抱骨折近端前侧,用力提按,同时令远端助手慢慢屈曲肘关节,以纠正远端向后移位。

(5)对屈曲型骨折,术者立于患肢外侧,两拇指按压骨折远端前侧,余指环抱骨折近端后侧,用力提按,令远端助手慢慢将肘关节伸直,以纠正远端向前移位。

3.固定方法

(1)外敷　患肢"黑玉断续膏"外敷。

(2)夹板外固定　①夹板长度上端应达三角肌中部水平,下端超过肘关节。②伸直型骨折其前后侧夹板夹角成90°,屈曲型骨折其前后侧夹板夹角成30°～45°。③尺偏型骨折应在骨折近端外侧及远端内侧分别放置一适合局部外形的塔形垫。④对桡偏型骨折,其内、外侧一般不放置压垫,移位明显者,可在近折端内侧及远折端外侧各置一薄平垫。⑤伸直型骨折于骨折近端前侧置一薄平垫或不放垫,远端后侧置一梯形垫。⑥屈曲型骨折近端后侧置一平垫或梯形垫,远端前侧不放垫。⑦伸直型骨折绑扎时应于肘关节上方绑扎2条布带,最下边一条布带斜跨肘关节打结。⑧屈曲型骨折于肘关节上方绑扎2条布带,第3条布带扎于肘部,肘下布带仅绑扎前后夹板。⑨伸直型骨折将肘关节置于屈曲90°～110°位固定,肘屈曲角度越大,骨折越稳定,但也同时加大了对肱动脉的受压,故一般宜屈肘90°为宜,时间为2～3周。⑩屈曲型骨折应将肘关节置于轻屈30°～45°位固定,2周后改为肘屈曲90°位1～2周。⑪对无移位骨折复位后骨折稳定者,或骨折局部肿胀明显者,或皮肤张力性水疱形成者,可用膏药外敷,夹板外固定,但固定不宜过紧(图2-31、图2-32)。

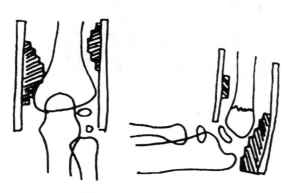 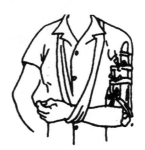

图2-31　固定方法示意　　　　　图2-32　固定位置示意

【预后与康复】

（1）肱骨髁上骨折如处理不当易并发肘内翻畸形和前臂缺血性肌挛缩。

（2）肘内翻畸形常由于原始处理不当或复位不理想，骨折畸形愈合等因素造成，可采取下述预防措施。①嵌插外侧骨皮质：尺偏型骨折整复后，术者双手环抱骨折部予以保护，令远折端助手慢慢伸直肘关节至轻屈45°位，并外展前臂，术者同时用力抵住骨折部外侧并将肘外翻，使外侧皮质嵌插，呈轻度肘外翻。②矫枉过正法：在整复尺偏型骨折时，将骨折整复成轻度桡侧偏，防止肘内翻发生。

（3）在伸直型骨折中，由于骨折近端的挫压以及血肿、水肿的压迫，外固定过紧等因素，容易造成患肢前臂骨-筋膜室综合征，继发缺血性肌挛缩，导致患肢严重残废，因此，在诊治肱骨髁上骨折时，应始终重视这一问题，故应教会患者及家属观察患肢末梢血运方法，以便及时发现问题并及时处理。

（4）骨折复位固定后，即可开始功能锻炼，鼓励患者多做握拳、腕屈伸等活动，解除外固定后，积极主动锻炼肘关节屈伸活动，但严禁暴力被动活动，以免发生损伤性骨化，或再次骨折。

【临床病例】

患者，胡某，3岁，因在家玩耍时摔倒，导致左肘关节疼痛、畸形，不能活动，遂到我院就诊。行CR检查示左肱骨髁上骨折，断端完全分裂移位。遂在我院行中医正骨保守治疗（图2-33、图2-34）。

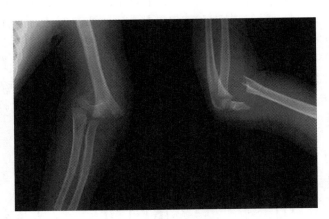

图2-33　复位前

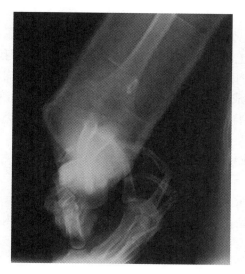
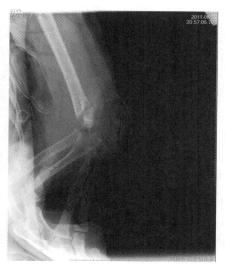

图 2-34　复位后

第五节　肱骨髁间骨折

　　肱骨髁间骨折是肘部较严重的关节内骨折，临床多见于成人，尤其是中老年人。这种骨折常呈粉碎性，复位较困难，固定后容易发生移位和关节粘连，对肘关节功能有严重影响，无论采取闭合手法复位，还是手术开放复位，其最终效果不甚满意（图 2-35、图 2-36）。

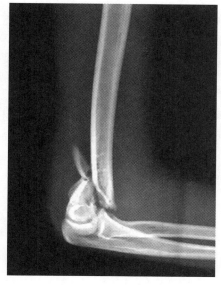

图 2-35　肱骨髁间粉碎性骨折

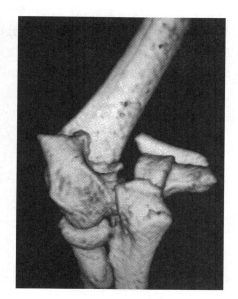

图 2-36　肱骨髁间粉碎性骨折

【病因病机】

(1)肱骨髁间骨折受伤机制与肱骨髁上骨折相似,亦分为伸直型和屈曲型。①伸直型损伤的机制:跌倒时患者手掌着地,暴力上传,在造成髁上骨折的同时,尺骨半月切迹向后冲击滑车沟,将肱骨髁劈成两半,并移向后上方。②屈曲型损伤的机制:受伤时肘后部着地,尺骨鹰嘴向前上方冲击滑车沟,在造成髁上骨折的同时,将肱骨髁劈裂并推向前上。

(2)肱骨近折端多向前或后移位,也可向下移位,插入分离或旋转的两髁骨折片之间,严重者可形成开放性骨折。

(3)内、外两髁骨折片常见分离移位,或伴有旋转移位,使肱骨远端与尺桡骨关节面的正常关系发生变化。

(4)内、外上髁所附着的肌肉牵拉可加重上述分离、旋转移位。

(5)肱骨髁间骨折无论伸直型或屈曲型,受伤时多伴有肘内翻应力,而出现内翻型(尺偏型)移位,外翻型(桡偏型)移位少见。

(6)骨折远、近端之间亦可出现旋转移位。

【临床表现】

患者有明确的外伤史,伤后患肘疼痛、肿胀明显,可伴有广泛瘀斑,活动受限。检查时可见肘关节于轻度屈曲位,常呈内翻后突畸形,局部压痛明显,可扪及骨擦音及异常活动,肘后三角关系改变。

【诊断与鉴别诊断】

(1)X射线摄片可以明确诊断,正位片可见两髁被纵行劈为两半,髁上骨折为横形或"V"形,故骨折线常呈"T"形或"Y"形。

(2)内翻型损伤者,其内上方常有一蝶形三角骨折片,此时骨折线呈"+"。

(3)肱骨髁多向尺侧偏移,近折端向桡侧偏移。

(4)两髁骨折片向两侧有不同程度的分离和旋转移位。

(5)侧位片上可见肱骨髁近折端向后上或前上移位。

(6)临床表现与肱骨髁上骨折有诸多相似之处,但其发病年龄、局部肿胀程度、肘后三角关系改变等可作为临床鉴别诊断的依据。

各种骨折类型见图2-37～图2-41。

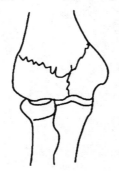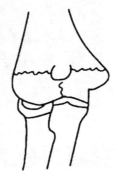

图2-37　无移位骨折

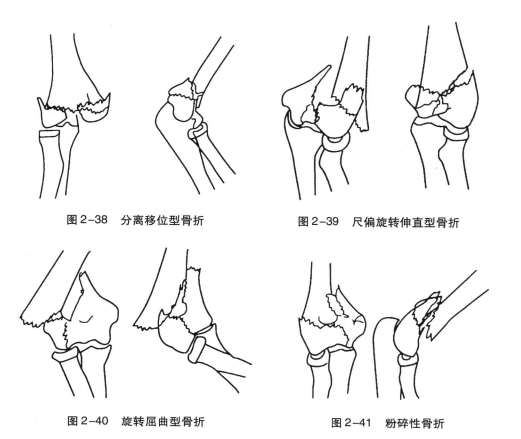

图 2-38　分离移位型骨折　　　　　图 2-39　尺偏旋转伸直型骨折

图 2-40　旋转屈曲型骨折　　　　　图 2-41　粉碎性骨折

【治疗】

临床治疗应根据骨折类型、移位程度、患者年龄和体质等因素选择不同的治法。对Ⅰ度及Ⅱ度骨折的患者可采取手法复位、膏药外敷及夹板外固定；Ⅲ度及Ⅳ度骨折，肘部肿胀较甚者应配合尺骨鹰嘴牵引；老年人粉碎性骨折，关节面严重破坏者，可采取颈腕带悬吊早期功能活动的方法；对青年人新鲜开放性骨折以及Ⅲ度、Ⅳ度骨折手法复位固定失败者，应采用手术疗法。

1. 整复标准　一般要求达到解剖或接近解剖对位。若整复后虽有轻度侧方移位，但关节面基本平整者亦可。年龄较大患者，即使整复后骨折对位较差，但只要能使功能恢复一半，也可不手术。

2. 手法复位

（1）患者仰卧，肩关节外展 70°～80°，肘关节屈曲 45°左右。

（2）两助手运用牵引手法纠正重叠移位。

（3）术者双掌分别置于内外髁上部向中心推挤，纠正两髁的分离及旋转移位。

（4）然后以横向挤压手法纠正尺偏或桡偏移位。最后在维持牵引及抱髁力的同时使用端提屈肘手法纠正前后移位。

3.牵引疗法

（1）适用于严重粉碎性移位骨折、开放性骨折。

（2）牵引前应先做手法复位,然后进行常规尺骨鹰嘴牵引。

（3）单纯骨牵引时,可能加重内外髁骨片旋转、分离移位,故可结合小夹板固定进行。

（4）尺骨鹰嘴牵引疗法的优点是患者可早期进行功能锻炼,有利于关节功能活动恢复。

4.固定方法

（1）夹板规格、放置及包扎方法均与肱骨髁上骨折相同。

（2）骨折复位不理想者可配合尺骨鹰嘴牵引。

（3）压垫放置方法:在内、外髁的稍上方各置一塔形垫,骨折分离、旋转移位明显者可在内、外上髁处分别放一空心垫以控制骨折块的分离、旋转。

（4）伸直型骨折应将肘关节固定于屈曲90°位4~6周。

（5）对屈曲型骨折,先于肘伸直或轻度屈曲位固定2~3周,再于肘关节功能位固定2~3周。

（6）如骨折局部肿胀严重,可应用"黑玉断续膏"外敷,再用夹板外固定。

5.功能锻炼　对老年人严重粉碎性骨折可采用早期主动锻炼疗法,肘关节屈曲120°位悬吊,数天后开始主动活动肘关节,并每3~4 d放松一次前臂吊带,直至肘关节功能位,时间6周左右。

【预后与康复】

（1）由于肱骨髁间骨折局部肿胀十分严重,故固定过程中外固定易压迫骨突,引发压疮及张力性水疱,此外,与肱骨髁上骨折相同,亦易并发肘内翻及前臂骨-筋膜室综合征。

（2）肱骨髁间骨折属关节内骨折,因此功能锻炼应贯穿于骨折治疗的整个过程,强调早期进行功能锻炼。

（3）一般在骨折固定后,即可开始做屈伸指、腕关节及握拳运动。

（4）在尺骨鹰嘴牵引下,固定1~3 d后即可进行肘关节、腕关节、掌指关节的主动活动。

（5）活动范围可由小至大,2~3周内肘关节可逐步增加至45°~60°

（6）解除固定后可配合中药外洗剂水煎洗和轻手法按摩进行引导式功能锻炼,但切忌强力粗暴被动活动。

（7）手术治疗者,应强调内固定牢固可靠,术后外敷膏药,以促进骨痂生长,可早期进行功能锻炼。

第六节　肱骨外髁骨折

肱骨外髁骨折可发生于成人和儿童,临床以儿童多见。儿童型肱骨外髁骨折亦称肱骨外髁骨骺骨折或肱骨小头骨骺分离,多发生于5~10岁的儿童。如治疗不当可遗留肘部畸形并引起功能障碍（图2-42、图2-43）。

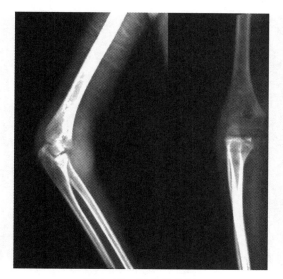

图 2-42　无移位骨折

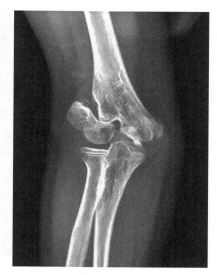

图 2-43　移位骨折

【病因病机】

肱骨外髁骨折多由间接复合暴力所致,患者跌倒受伤时,肘轻屈,前臂旋前,手掌着地,暴力沿前臂上传至尺骨上端,导致肱骨外髁骨骺受桡骨头撞击力和尺骨半月切迹的斧刃式楔入力冲击而发生骨折。由于受上肢体位及暴力方向等因素,多合并肘外翻应力或肘内翻应力,加上前臂伸肌群的牵拉力,而造成不同类型的肱骨外髁骨折。依其移位情况可分为 4 型。

1. Ⅰ型(无移位)　骨折线成裂纹状,两骨折端接触,伤力较小,局部骨膜及筋膜无撕裂(图 2-44)。

2. Ⅱ型(侧方移位)　骨折块向外侧移位,可同时合并向后或向前移位,骨折端间隙增大,伤力较大,骨折块受外力冲击或前臂伸肌牵拉而移位,局部骨膜及筋膜部分或完全撕裂(完全撕裂的骨折块不稳定,在固定中可能发生再次移位)(图 2-45)。

3. Ⅲ型(翻转移位)　骨折块可沿矢状轴向外旋转,亦可沿冠状轴向后或向前翻转移位,少数可沿纵轴旋转,且多同时有侧方、前方或后方移位,伤力较大,局部骨膜及筋膜完全撕裂,骨折块受强大外力作用及前臂伸肌牵拉而旋转移位,旋转角度可小于 90°,亦可大于 180°(图 2-46)。

4. Ⅳ型(骨折并脱位)　骨折块可出现侧方、前后及旋转移位,肘关节向后外或后内侧脱位,伤力较大,除局部骨膜及筋膜完全撕裂外,关节囊及侧副韧带亦撕裂,肘部软组织损伤严重,故骨折与脱位合并发生,临床少见。

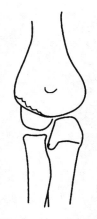

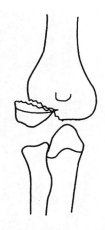

图 2-44　Ⅰ型骨折(无移位)　　　　图 2-45　Ⅱ型骨折(侧方移位)

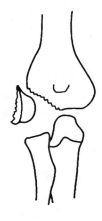

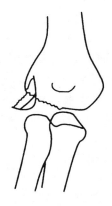

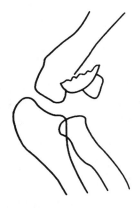

(1)外侧型:骨折块向外翻　　(2)外后侧型:骨折块向外后前　　(3)外前侧型:骨折块向外
　　转移位　　　　　　　　　　翻转移位　　　　　　　　　　翻转移位

图 2-46　Ⅲ型骨折(翻转移位)

【临床表现】

　　患者多有跌倒受伤史,伤后疼痛肿胀以肘外侧为主,严重者可波及整个肘关节,肘外侧出现皮下瘀斑,逐渐向四周扩散,肿痛程度与骨折移位程度有关,故以Ⅲ、Ⅳ型骨折为著。肿胀严重时,伤后 2~3 d 可出现张力性水疱。患肢肘关节活动障碍,肘外侧压痛明显,可触及异常活动的骨折块及骨擦感。肘关节稳定性丧失,肘部增宽,肘后三角关系失常。肘关节多处于轻屈位并有外翻畸形。肘部肿胀严重者,需检查远端血运情况,注意有无肘部筋膜下血肿压迫肱动脉的情况。对Ⅲ、Ⅳ型骨折者要检查有无桡神经或尺神经牵拉损伤症状。

【诊断与鉴别诊断】

1. 诊断

（1）对于儿童肱骨外髁骨折应有足够重视，凡疑似患者应认真触摸并摄片检查，并仔细观察X射线片上的任何异常变化，才能防止漏诊和误诊。

（2）诊断时应考虑到以下情况：①肱骨外髁骨折块软骨成分多，且患者年龄越小，则软骨越多。②由于软骨不显影，故X射线片仅能显示肱骨外髁骨骺的骨化中心和干骺端骨折片，但实际上骨折块相当大，几乎占肱骨下端骨骺的1/2，对此，必须要有充分的认识，以免把大块的骨折块误认为小的撕脱骨折。③2岁以下的儿童，其肱骨小头骨骺小，如干骺端骨折片较小或呈薄片状，此时极易漏诊，必要时可拍摄健侧X射线片进行对比。

（3）肱骨外髁骨折的X射线表现多种多样，即使同一类型的表现亦常不同。一般骨折线多通过肱骨小头骨化中心（或小头滑车）及干骺端，干骺端骨折块可呈三角形或薄片状。骨折线不通过肱骨小头骨化中心，而通过肱骨小头与滑车间沟的软骨与干骺端处。

（4）各骨折类型X射线表现。①Ⅰ型骨折：X射线片显示无移位。②Ⅱ型骨折：正位片显示骨折块向外轻度移位，侧位片显示骨折块向前或向后轻度移位或无移位。③Ⅲ型骨折：正位片显示骨折块向外有不同程度的旋转，而致远折端光滑的后面朝向内侧或内下方，与此相对，干骺端骨折片的粗糙面朝向后上、前上或其他方向。肱骨小头骨骺由于骨块向前或向后旋转而呈一圆形，在其外侧有一骨片阴影，侧位X射线片示骨块可以朝向肱骨下端后面或前面。正侧位均显示肱尺关节与肱骨相对应的桡骨关系正常。④Ⅳ型骨折：正位X射线片显示骨折块连同尺桡骨可向桡侧或尺侧移位，侧位片可显示向后侧移位，偶可见到向前侧移位者。

2. 鉴别诊断　肱骨外髁骨折与肱骨远端全骺分离、肘关节后脱位合并外（内）髁骨折等损伤在临床表现及X射线征象上均有诸多相似之处，故应进行鉴别。

（1）肱骨远端全骺分离　患肘环周性压痛且位置较低，可扪及较柔和的骨擦感，移位明显者可出现"靴形"畸形移位。骨骺多向内后侧移位。尺桡骨上端常移至肱骨下端的内、后侧。

（2）肘关节脱位合并外（内）髁骨折　既有外髁（内髁）骨折的表现，又有肘关节脱位的表现，如弹性固定、骨折片异常活动、骨擦感。出现旋转移位，如合并内髁骨折，骨折片与尺骨上端关系正常。肱骨下端与尺桡骨上端有移位关系，前后及侧方均明显。

【治疗】

无移位骨折，屈肘90°，前臂悬吊胸前2～3周即可。移位骨折，要求解剖复位，争取与软组织肿胀之前，在适当的麻醉下，予以手法整复。整复不成功者，可采用针拨复位法复位。若伤后时间超过1周或闭合复位不满意，应切开复位。

1. 整复标准　手法整复要求尽可能达到解剖或接近解剖对位，但骨块翻转移位矫正后断端仅残余轻度侧方移位者不必强求，因不会影响骨折愈合和生长发育及功能。

2. 手法复位

（1）肱骨外髁骨折的复位时间要求越早越好，因复位越早对肱骨外髁骨骺血运损伤越小。再则,早期整复,骨折块具有自愈能力,时间越长这种自愈能力越小,加之骨折块周围血肿机化、粘连,对骨折整复造成困难。

（2）一般肱骨外髁骨折在 7 d 内整复成功的可能性较大,8～15 d 内可试行手法复位;超过 2 周者,特别是Ⅲ型骨折患者,则往往需要手术切开复位。

（3）Ⅱ型骨折复位方法:①患者侧位或卧位,助手握持患侧上臂下端,术者一只手握前臂下段,将患肘屈曲,前臂旋后;另一只手拇指按在骨折块上,其余四指扳住患肘内侧,两手反向用力,使患肘内翻,加大肘关节腔外侧间隙;同时用拇指将骨折块向内推挤,使其复位。②术者再一只手按住骨折块做临时固定,另一只手做患肘轻微的屈伸活动数次,以矫正残余移位,直到骨折块稳定且无骨擦感为止。

（4）Ⅲ型骨折复位要点:①抽取血肿以摸清骨折块的方位。②属前翻转型者先将其变为后翻转型再整复。③加大肘关节外侧间隙,松弛前臂肌群。④扣住骨折块,纠正旋转移位,然后按Ⅱ型骨折进行整复（图 2-47）。

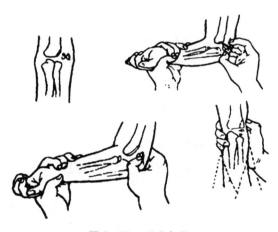

图 2-47　手法复位

3. 针拨复位　①患肢严格消毒后,在 X 射线透视下,用针尖较圆钝的钢针经皮肤插翻转的骨折块上缘使其返回,变为单纯向外侧移位。②配合手法将骨折块向上内推挤复位。

4. 固定方法　①移位骨折闭合整复后,肘关节伸直,前臂旋后位,外髁处放一固定垫,尺侧肘关节上、下各放一固定垫。②采用超肘关节夹板固定,布带缚扎,使肘关节伸直而稍外翻位固定 2 周后,改为屈肘 90° 再固定 1～2 周。③骨折临床愈合后解除固定。具体固定体位要灵活掌握,临床上应依据骨折复位后的稳定情况,取伸肘或屈肘位及前臂旋后位。④骨折稳定或局部肿胀较严重者,可选用膏药及夹板外固定,肿胀消退后再行手法整复。

5. 手术治疗

（1）肱骨外髁骨折,如复位不满意,骨折块向外移位或残留不同程度的旋转畸形,在骨愈合过程中将发生迟缓愈合、畸形愈合或不愈合。因此手法整复失败,或固定过程中发生再移位者,应切开复位,克氏针内固定。

（2）手术步骤：①臂丛麻醉或全身麻醉。取肘外侧切口，切开皮肤和皮下组织，既能暴露骨折部，清除关节内血肿，又能辨明骨折块翻转移位的方向和移位程度。②拨动外髁骨折块，并使其复位。③复位后用巾钳在肱骨下端桡侧缘与骨折块外侧各钳出一骨孔，以短粗针贯穿 10 号丝线。收缩结扎线时，要保持骨折块对位稳定，并以手指抵紧。④结扎固定后轻轻屈伸肘关节，了解其稳定情况。⑤如不满意，则可在缝合后部的前后各加强固定一针，逐层缝合切口。⑥将肘关节屈曲 90°，前臂中间位，石膏固定。⑦ 4 周后，拆除石膏做功能锻炼。

【预后与康复】

（1）肱骨外髁骨折属Ⅳ型骨骺损伤，为关节内骨折，在愈合和生长方面有潜在的问题，因此复位要求较高，无论手法复位抑或手术复位，均应在 1 周内解剖复位。

（2）若处理不当常发生各种畸形和并发症，造成肘关节的功能障碍。如骨骺生长停滞，往往导致肘外翻畸形，继发尺神经炎。

（3）移位骨折在复位 1 周内，可做手指轻微活动，不宜做强力前臂旋转、握拳、腕关节屈曲活动，以免前臂肌群或旋后肌紧张，牵拉骨折块再发生移位。

（4）1 周后，逐渐加大掌指关节、腕关节的活动范围。

（5）伤口愈合后行膏药外敷，夹板外固定。

（6）解除固定之后，开始进行肘关节屈曲、前臂旋转和手腕的功能活动。

第七节　尺骨鹰嘴骨折

尺骨鹰嘴骨折是常见的肘部损伤之一，大部分为关节内骨折，临床多见于成人。儿童的尺骨鹰嘴短而粗，同时亦较肱骨下端的松质骨坚硬，故儿童较少发生尺骨鹰嘴骨折（图 2-48）。

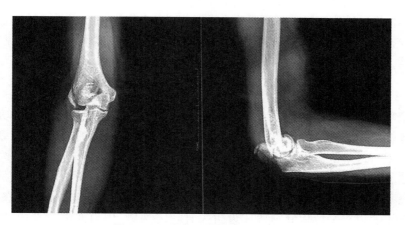

图 2-48　儿童尺骨鹰嘴移位骨折

【病因病机】

典型受伤情况为患者跌倒时肘关节呈轻屈位,手掌着地,肘关节突然屈曲,导致肱三头肌反射性地急骤收缩,造成尺骨鹰嘴撕脱骨折。骨折线多为横形或短斜形,且多涉及半月切迹,属关节内骨折,由于鹰嘴支持带撕裂,近端骨折片受肱三头肌牵拉而向上移位。少数撕脱的骨折片较小,如薄片状,常为关节外骨折。直接暴力导致骨折者,为患者跌倒时,肘后部着地,尺骨鹰嘴与地面直接撞击或被外力直接打击,常发生粉碎性骨折,此类骨折鹰嘴支持带常较完整,故骨折移位较小甚或无移位。

【分型】

根据骨折移位情况及骨折线是否涉及关节面,尺骨鹰嘴骨折可分为下述类型。

1.无移位骨折(骨折端分离小于2 mm) 抗重力伸肘功能正常。

2.移位骨折 ①关节外骨折,撕脱骨折面较小,骨折未波及关节面。②关节内骨折、横形和斜形骨折,骨折线多从前上走向后下。③粉碎性骨折,可合并局部软组织开放性损伤。④合并肘关节前脱位,骨折线多在尺骨冠突水平。

【临床表现】

(1)伤后尺骨鹰嘴局部疼痛、肿胀,肘关节屈伸活动障碍为主。

(2)检查伤处时局部压痛,轻度移位者可触及骨擦感,移位明显者,肿胀较甚,鹰嘴两侧凹陷处隆起,可扪及骨折间隙凹陷及异常活动的骨块。

(3)肘关节不能主动伸直或对抗重力,严重粉碎性骨折或伴有脱位者,可见肘后皮肤挫伤或裂伤而形成开放性骨折。

(4)少数患者甚至可合并尺神经损伤。

【诊断与鉴别诊断】

(1)患者有明确的外伤史及上述临床表现。

(2)侧位X射线片可显示骨折类型和移位程度,正位片往往因骨折片与肱骨重叠而不易发现骨折,但可以帮助了解有无脱位等合并损伤。成人骨骺线未闭多见于女性,亦常为双侧性。

【治疗】

尺骨鹰嘴骨折的治疗原则是恢复关节面的平整、肘关节的稳定性和屈伸功能。

1.整复标准 整复的好坏,直接影响骨折的愈合及肘关节的功能,所以整复要求达到解剖对位或接近解剖对位。

2.手法复位 ①患者坐位或卧位,前臂旋后,肘关节轻屈(30°~50°),使肱三头肌松弛,助手握患肢前臂。②术者用手沿肱三头肌肌纤维方向,由上向下推挤数次,以缓解肌肉痉挛。③术者以双手拇指分别按住近折端骨块之两侧,用力向远侧推压,同时令助手将肘关节伸直,使两骨折端对合紧密,如骨折片有稳定感时,说明已复位。④在平复半月切迹关节面,术者在推按固定骨折块的同时,令助手将患肢缓慢地轻微屈伸。

3.固定方法

（1）应用"黑玉断续膏"外敷，超肘关节夹板进行固定，无移位骨折或移位不多（小于3 mm）者可固定于轻度屈曲20°~60°位3周即可。

（2）移位骨折手法复位后用一马蹄形的合骨垫置于尺骨鹰嘴上端，其缺口朝下以挤压骨折块，控制其向近折端移位，然后用2块超肘夹板于前、后侧将肘关节固定于屈肘0~20°位2~3周以后，视骨折生长情况，逐渐改为屈肘90°位固定1~2周。

（3）注意肘关节于伸直或屈曲非功能位的固定时间不能太长，否则可妨碍其屈曲功能的恢复。

【预后与康复】

尺骨鹰嘴骨折的预后与其类型有很大关系，关节外骨折、无移位关节内骨折愈合均良好，整复不良的关节内骨折及涉及关节面的粉碎性骨折，均会严重影响肘关节的屈伸活动，故对此类骨折应手术治疗，并采取坚强的内固定，以便及早进行功能锻炼。移位骨折在固定的前3周，可进行腕、指关节屈伸活动，第4周开始主动屈伸肘关节，活动范围逐渐加大，但注意不能以暴力被动屈肘。粉碎性骨折且关节面不平整者，应采取磨合法进行功能锻炼，在骨碎片被稳妥固定情况下，5 d后开始做小幅度（60°以内）的肘关节屈伸活动，解除外固定后可加大肘关节活动幅度。

【临床病例】

患者，訾某，女，39岁，骑电动车时摔倒，致左肘肿胀、疼痛，功能活动障碍。急由家人送至医院，行CR检查示左尺骨鹰嘴骨折。门诊检查后以"左尺骨鹰嘴骨折"收治入院。

查体：左肘关节肿胀、疼痛明显，屈伸功能障碍，局部皮温高，肤色红，局部压痛剧烈，左腕及掌指功能活动差，活动时左肘疼痛剧烈，末梢循环及感觉尚可。

CR示：左尺骨鹰嘴可见骨质结构断裂，可见撕脱骨块分离、移位（图2-49）。

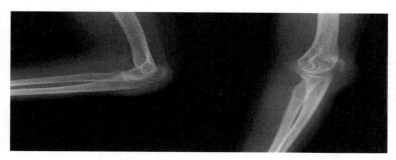

图2-49　骨折复位前

中医诊断：骨折病；气滞血瘀。

西医诊断：左尺骨鹰嘴骨折。

患者入院后给予完善相关检查，在X射线下行李氏正骨手法整复后，骨折处"黑玉生骨膏"外敷，夹板固定（图2-50）。

口服当归汤以活血化瘀,消肿止痛。左前臂屈曲悬吊于胸前,进行左掌指功能活动,卧床休息,骨科护理常规,忌食生冷、辛辣及绿豆。必要时进一步检查及手术治疗。

出院情况:患者神志清,精神可,一般情况可,诉左前臂肿痛减轻。查体:左前臂膏药外敷良好,夹板固定松紧适中,左腕及掌指功能活动尚可,末梢循环及感觉尚可。

复诊情况:左尺骨鹰嘴陈旧骨折,骨折处可见大量骨痂生长,左肘关节屈伸活动可。

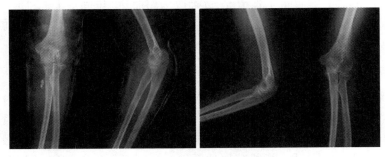

图2-50　骨折复位后及愈合后

第八节　桡骨头骨折

桡骨头位于桡骨的上端,关节面呈浅凹形,与肱骨小头组成肱桡关节。桡骨头位于关节囊内,被环状韧带包绕。桡骨头骨折易被忽略,若不能及时治疗,可造成前臂旋转功能受限。此种骨折多发生于成年人。

【病因与分类】

1.病因　多由间接暴力造成。跌倒时,手掌大鱼际部按地,暴力沿前臂的桡侧向上传导,引起肘关节过度外翻,使桡骨头撞击肱骨髁,产生反作用力致桡骨头受挤压而发生骨折。暴力小可到无移位的裂纹骨折,暴力大则可导致不同程度的劈裂骨折或粉碎性骨折,暴力方向垂直时亦可导致桡骨头的塌陷骨折。

2.分类　按骨折发生的部位、程度和移位情况可分以下5类。

(1)青枝骨折　桡骨头向外侧移位,桡骨关节面与肱骨小头关节面不平行。多发于儿童。

(2)裂纹骨折　桡骨头部或颈部呈裂缝状的无移位骨折(图2-51)。

(3)劈裂骨折　桡骨头外侧缘被纵向劈裂,且常有向外或向下移位(图2-52)。

(4)粉碎性骨折　桡骨头呈粉碎性骨折,骨折片有分离或部分被压缩而使桡骨头关节面的中部塌陷缺损(图2-53)。

(5)嵌插骨折　在桡骨颈部产生纵向嵌插,颈部有一横形骨折线,但没有明显移位。

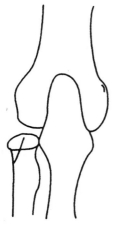

图 2-51 裂纹骨折

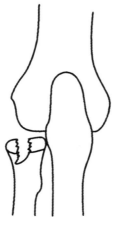

图 2-52 劈裂骨折

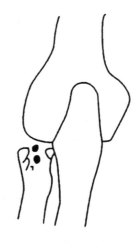

图 2-53 粉碎性骨折

【症状与诊断】

1. 症状　伤后肘部疼痛,肘外侧明显肿胀,桡骨头局部压痛,肘关节屈伸旋转活动受限,尤以前臂旋后功能受限明显。肘关节 X 射线正、侧位片可明确骨折类型和移位程度。但 5 岁以下儿童,该骨骺尚未出现,只要临床表现符合,即可诊断,不必完全依赖 X 射线片。有时尚需与桡骨头半脱位相鉴别。

2. 诊断　依据外伤史、临床症状,结合 X 射线正、侧位片示,可确诊。粉碎性骨折需行 CT 进一步检查,必要时可行磁共振检查韧带及关节囊损伤情况。

【治疗】

1. 手法复位　较为困难。

(1)裂纹骨折不需手法整复,"黑玉断续膏"外敷,肘屈 90°,医用固定带悬吊前臂 2 周。

(2)有移位的骨折欲达解剖复位较困难。如为劈裂骨折,骨折涉及关节面,在 1/3 以下的边缘骨折,塌陷较轻者,均不影响前臂的旋转功能。对涉及关节面较多,移位较大的劈裂骨折或塌陷骨折,采用牵拉推挤复位法。

(3)整复前先用手指在桡骨头外侧进行触摸,准确地摸出移位的桡骨头。一助手固定患肢上臂,术者一只手握持前臂,将肘关节伸直并拔伸牵引,另一只手掌置于患肢后侧,拇指按于桡骨头外侧,余指握住前臂上段内侧并向外扳,两只手配合,使肘关节内翻以增宽肱桡关节间隙。拇指将桡骨头向上、向内侧挤压,同时握持前臂之手将前臂轻轻来回旋转,使骨折远端来回转动,使骨折复位。一旦原先可触及的骨折远端消失,肱桡关节位置触诊正常,说明复位成功。骨折复位后,术者拇指仍按住桡骨头,握持前臂之手将肘关节徐徐屈曲 90°。桡骨头有翻转移位者复位时,肘关节置于伸直内收位,术者先用拇指尖将翻转的骨折块的上端(即桡骨头关节面的内侧缘)向尺侧顶按入肱桡关节间隙,然后再用拇指在骨折块的下端(即桡骨头关节面的外侧缘)向内上方推按,使之复位。

2. **针拨复位**　若手法整复不成功,可使用钢针撬拨法:局部皮肤消毒,铺巾,两助手进行拔伸牵引,在 X 射线透视下,术者用克氏针自桡骨头的外后方刺入,针尖顶住桡骨头,向内、上方拨正,并顶回原位。应注意避开桡神经分支,并采用无菌操作。

3. **手术治疗**　不易复位且严重影响功能者,应尽早进行切开复位内固定术。对于陈旧骨折伴功能障碍者可行桡骨头切除术,对于下尺桡关节继发性紊乱,或肘外翻后遗症者,仍不失为一个较好的方法。有条件者亦可行桡骨头假体置换术。对 14 岁以下的儿童,不宜做桡骨头切除术,但无须过于担忧,因其再塑形能力强,在闭合手法复位的情况下,早日进行功能锻炼,效果还是可以的。

4. **固定方法**　复位后,"黑玉断续膏"外敷,小夹板固定,将患肢肘关节屈曲 100° ~ 120°,用医用固定带悬吊于胸前 3 ~ 4 周。

5. **功能锻炼**　整复后即可做手指、腕关节屈伸活动,并做用力握拳和肩关节活动锻炼,但禁止左前臂旋转活动和肘关节屈伸活动。2 ~ 3 周后做肘关节屈伸活动。解除外固定后重点练习前臂旋转活动。

6. **药物治疗**　根据三期辨证口服李氏秘制中药。当归汤加减,前期宜活血化瘀,消肿止痛,清热解毒;中期宜补气益血,接骨续筋;后期温经通络,补肝肾,壮筋骨。

【临床病例】

患者,于某,7 岁,因在外玩耍不慎摔倒,导致桡骨头疼痛、畸形,不能活动。遂到我院就诊,行 CR 检查示桡骨头骨折(图 2-54)。遂收治入院行中医正骨保守治疗,并行克氏针固定(图 2-55)。

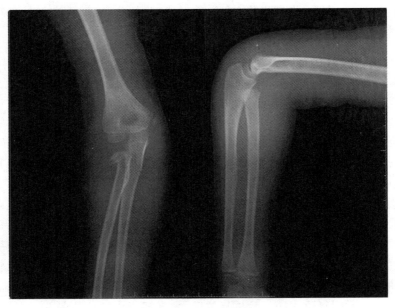

图 2-54　复位前

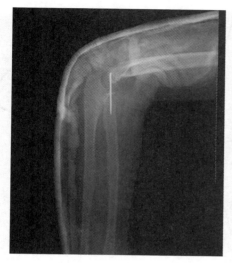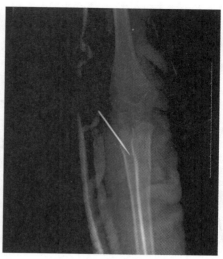

图2-55 复位后

第九节 桡骨颈骨折

桡骨颈是指桡骨头下较细部分。该部骨折多发生于15岁以下的儿童,又名桡骨头歪戴帽。

【病因与分类】

1.病因 多为间接暴力所致,跌倒时前臂外展,以手按地,力量沿前臂桡侧向上传导,使桡骨头撞击肱骨外髁所致。

2.分类

(1)按骨折程度分类 ①无移位型骨折:桡骨颈处有骨折线但无移位(图2-56)。②嵌入型骨折:桡骨头倾斜与骨干相嵌插(图2-57)。③分离移位型骨折:骨折后近折端(骨骺)与桡骨干分离、移位(图2-58)。

(2)按骨折近端移位的方向分类 ①外侧型:肘关节伸直位X射线正位片示桡骨头向桡侧横移或倾斜,关节面斜向桡侧;肘关节屈曲90°侧位片示桡骨头与桡骨干远端完全重叠。②外后侧型:肘关节伸直位X射线正位片示桡骨头向桡侧横移或倾斜,关节面指向桡侧;肘关节屈曲90°侧位片示桡骨头向后横移倾斜,关节面指向后侧。③外前侧型:肘关节伸直位X射线正位片示桡骨头向桡侧横移或倾斜,关节面指向桡侧;肘关节屈曲90°侧位片示桡骨头向前移位倾斜,关节面指向前侧。

(3)按骨折部位分类 ①骨骺分离:桡骨上端骨骺分离,与桡骨干分离移位,少见。②桡骨颈骨折:骨折位于桡骨颈部,近折端连同骨骺与其远折端分离移位,多见。

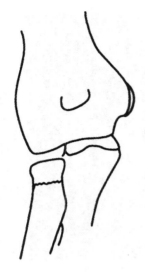
图2-56　无移位型骨折

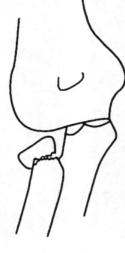
图2-57　嵌入型骨折

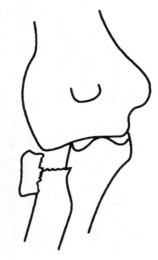
图2-58　分离移位型骨折

【症状与诊断】

1. 症状　基本同桡骨头骨折,X射线片显示为桡骨颈骨折。

2. 诊断　依据外伤史、临床症状,结合X射线片示可以确诊。对5岁以下,桡骨头骨骺没有出现而诊断困难者,需做CT、磁共振检查,以做进一步诊断。

【治疗】

1. 手法复位

(1)无移位型　关节面倾斜在15°以下者,不需手法整复及固定,仅用前臂吊带悬吊即可。

(2)有移位型　在麻醉下采用牵拉推挤复位法。

1)外侧型:患者仰卧位,一助手固定上臂中段,另一助手牵拉前臂下段,术者站于患侧,使患者前臂旋后45°,肘关节伸直位,术者两手拇指重叠于移位的桡骨头外下方,其他四指握持前臂上端,在助手上下用力牵拉的同时,术者先使肘关节尽量内翻,以扩大肘关节外侧间隙,然后两拇指用力推挤桡骨头盘状关节面的外侧缘,向上、向内即可复位。复位成功者,手下有落空感。若一次复位不成功,可重复以上操作,在操作中向上推挤力量不变,但可略偏向内前或内后推挤,一般即可复位。

2)外后侧型:体位和助手同上。患肢前臂旋前50°～70°(根据骨折近端移位情况而定),术者两手拇指叠置于骨折的桡骨头的下缘,其他四指握持前臂上端,在上下牵拉的同时,术者先使肘关节尽量内翻和轻度屈曲,以扩大肘关节后外侧间隙。然后以两手拇指推挤桡骨头的下缘向上、向前内侧,同时牵前臂的助手在保持牵拉的情况下,使前臂旋后并屈曲即可复位;或使一助手固定上臂,术者一人操作。

3)外前侧型:体位和助手同上。患肢前臂极度旋后、肘关节伸直位(前臂的旋后程度亦根据骨折近端移位情况而定),术者两手拇指叠置于移位的桡骨头下缘,其他四指握持前臂上端。在助手上下牵拉的同时,术者先使肘关节尽量内翻过伸,以扩大肘关节前外侧的间隙,然后以拇指推挤桡骨头的下缘向上、向后内侧,同时助手在保持牵拉的情况下,将前臂旋前即可复位。

若桡骨头向前移位严重,往往需先将移位的桡骨头推向外侧,然后按整复外侧型骨折整复。手法复位失败者,宜尽早手术,但易发生桡骨头缺血性坏死和上尺桡关节融合,所以手术操作和固定应尽量简单。

2. 针拨复位　钢针撬拨复位法适用于各型骨折,尤适用于嵌插型骨折,折端嵌插过紧,闭合手法复位整复失败者。在麻醉及 X 射线下进行。进行撬拨复位时,要掌握进针方向和进针深度,避免刺伤周围血管和神经。

患者仰卧位,常规消毒铺巾,一助手固定上臂,另一助手扶持前臂。术者站于患侧,在移位的桡骨头下方 1 cm 处的皮肤上切一小口,然后将骨圆针刺入,直抵桡骨干时,再沿桡骨干向上斜进针,将桡骨头逐渐撬起,直到针尖达骨折远端,以远端作为支点,利用杠杆作用,将桡骨头全部撬起推移而复位,若仍不能很好地复位,术者可同时用拇指协助推挤复位,若退针后桡骨头又移位者,则将撬拨针钉入远折端桡骨粗隆处,保留 2～3 周。若原始损伤严重患者,有可能发生尺桡骨融合,多在上尺桡关节附近,影响前臂旋转功能。或由于损伤骨骺早期闭合,使肘关节携物角增大,甚至可发生严重肘外翻畸形。

3. 固定方法　前期使用"黑玉断续膏",小夹板固定或肘关节塑形夹板固定2～3周。

4. 功能锻炼　患肢呈屈曲位固定后,前臂悬吊于胸前,早期进行掌指屈伸功能锻炼。

5. 药物治疗　前期口服逐瘀接骨丸以利水消肿,解除固定后施以中药外洗。

第十节　桡骨干骨折

桡骨干单一骨折,多发生于儿童和青少年,常见于前臂中 1/3 和下 1/3 处。

【病因与分类】

1. 病因　直接暴力与间接暴力可引起桡骨干的骨折。

(1)直接暴力　直接打击或挤压前臂桡侧是导致骨折的主要原因。

(2)间接暴力　跌倒时以手掌按地,外力自腕部沿桡骨干向上传导,并伴有过度的旋前外力,亦可造成桡骨干骨折。骨折后,由于对侧有尺骨支撑,一般骨折端无重叠;由于骨间膜和肌肉的牵拉作用,折端易向尺侧或特定方向移位,当下 1/3 骨折时,有重叠移位和成角移位者,应考虑为合并有下尺桡关节脱位。

在幼儿,多为青枝骨折,若骨折发生于旋前圆肌附着点以上,近折端由旋后肌的牵拉而旋后,远折端由旋前圆肌的牵拉而旋前,且向尺侧移位,致骨间隙变窄。若骨折发生在旋前圆肌附着点以下,近折端虽有旋前圆肌的作用,但与旋后肌的作用相抵消,而形成近折端保持于中立位,唯有屈曲向前移位,远折端由于旋前方肌的作用,轻度旋前,由于骨间膜的作用,而向尺侧移位;近折端相对呈向后、向尺侧移位(图 2-59)。

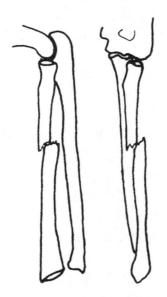

图2-59　桡骨干骨折并移位

2. 分类

（1）按骨折移位程度分类　①青枝骨折：发生于儿童的骨折仅有一侧骨皮质断裂。②无移位骨折：只有骨折线，但骨折端无移位或微有移位，或裂纹骨折。③有移位骨折：骨折端有不同类型和不同程度的错移、旋转、重叠。④粉碎性骨折：多由直接暴力打击导致。

（2）按骨折部位分类　①上段骨折：骨折线位于旋后肌附着点以下，旋前圆肌附着点以上。②中段骨折：骨折线位于旋前圆肌附着点以下，以上两种骨折，骨折端多呈横形。③下段骨折：骨折线位于中下1/3或下1/3，骨折端多呈横形或短斜形。

（3）按骨折整复后的稳定程度分类　①稳定骨折：整复固定后，骨折断端稳定，不易再次移位；无移位骨折、青枝骨折皆属此类骨折。②不稳定骨折：斜形骨折，整复固定后，骨折端容易引起再次移位，故固定比较困难，所以除用夹板固定外，有时还需配合其他固定措施如加压垫，或患肢置于特殊体位，甚或行经皮穿针固定。

（4）按受伤后的时间分类　①新鲜骨折：受伤后时间在2周以内者。②陈旧骨折：受伤时间在2周以上者。

【症状与诊断】

1. 症状　前臂肿胀，以外侧为甚，外侧有凹陷畸形、疼痛、压痛，活动时疼痛更甚，前臂旋转功能障碍，被动旋转前臂时，桡骨头不能随之旋转，即说明桡骨骨折，局部可触及骨软和骨擦感。

2. 诊断　依据外伤史、临床症状，结合X射线正、侧位片可确诊。拍摄X射线片时，应注意包括下尺桡关节，特别是下段骨折更应注意。桡骨下段单一骨折，多合并下尺桡关节脱位，故拍摄X射线片时，应包括下尺桡关节以便及时发现脱位，采取相应措施。

【治疗】

1. 手法复位

（1）上段骨折采用折顶复位法，必要时配合麻醉。患者仰卧，肩外展60°～70°，肘关节屈曲90°，前臂中立位，一助手固定上臂，另一助手牵拉腕关节，重点牵拉拇指侧。术者站于患侧，一只手拇指推近折端向前，另一只手拇、示二指扶持远折端在成角的情况下，使远近两折端接触，保持其位置，令牵腕的助手向远端牵拉前臂，并使前臂逐渐外旋伸直。同时术者继续推近折端向前，另手扳远折端向后即可复位。上段、中段骨折采用折顶复位法：体位及助手同上，术者根据骨折移位方向，推远折端，使远近两折端在成角情况下接触，然后在牵拉下反折复位。若仍存在内外侧方移位时可再用推挤手法使其复位，故又有向前内成角移位和向后内成角移位的不同，前者多见，后者少见，也有向外侧移位者但患者体位和助手同上。牵臂的助手一只手牵其他四指，术者站于患侧，两手拇、示二指对卡住骨折远近两折端及尺桡骨间隙处，或提或按，或推或挤，促使其复位（图2-60）。

（2）若上法失败，可令牵手的助手将前臂远折端旋后（远折端向后内侧移位者），术者推远折端使其与近折端成角接触，然后反折，同时牵手的助手将前臂旋前而复位。如远折端向前内移位者，将前臂旋前，术者推远折端使其与近折端成角接触，而后反折，同时牵手的助手将前臂旋后而复位。若远折端向外侧移位者，采用牵拉推挤法即可，因为此型骨折，多为斜形骨折，故复位后多不稳定，最好于整复时矫枉过正些为好（图2-61）。桡骨下段或中下段骨折，往往合并下尺桡关节脱位，应引以注意。处理不当，会遗留畸形等后遗症。

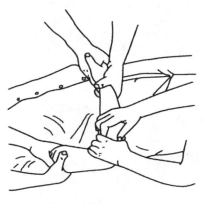

图2-60 手法复位一

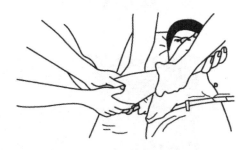

图2-61 手法复位二

2. 固定方法 用"黑玉断续膏"外敷，前臂塑形夹板固定。如为上段骨折，可用前臂超肘塑型夹板固定；如为下段或中下段骨折，复位后骨折端不稳定者，可于骨折端骨间隙前后加分骨垫或方形垫。固定期间，避免伸肘及旋前臂，以免引起再移位。固定时尺侧板要短，借助手的下垂重力，将桡骨拉伸以矫正向尺侧的成角与移位，或防止向尺侧的移位或突起成角。对于不稳定骨折应注意有无发生再移位，早期应每隔3～5 d进行一次X射线复查；复查时，切忌伸肘及旋臂，应在屈肘及前臂不旋动的情况下进行复查。一般固定3～4周。对折端不稳定者，可从折端或桡骨茎突经皮穿针固定。桡骨陈旧骨折或手法复位失败者,在麻醉下手术切开复位钢板内固定,采取背侧切口,上1/3注意保护桡神经背侧支,沿肌间隙进入;骨折复位时需用大号止血钳夹持折端,纠正旋转并保持对位,恢复桡骨弓,钢板固定,外用石膏托固定3~4周。

3.功能锻炼 固定一开始,即进行腕及手部关节的伸屈活动锻炼,并做耸肩活动(因前臂固定时间长),禁做前臂的旋转活动。解除固定后,按肩、肘、腕关节功能疗法进行治疗。

4.药物治疗 前期口服逐瘀接骨丸以利水消肿,解除固定后施以中药外洗。

【临床病例】

患者,马某,34岁,因在外干活不慎摔倒,导致前臂疼痛、畸形,不能活动。遂到我院就诊,行CR检查示桡骨远端骨折、尺骨近端骨折(图2-62)。遂收治入院行中医正骨保守治疗(图2-63)。

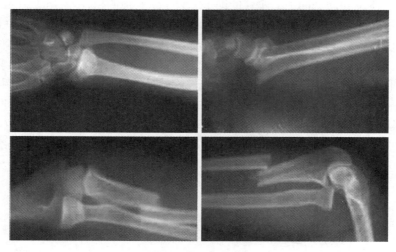

图2-62 复位前

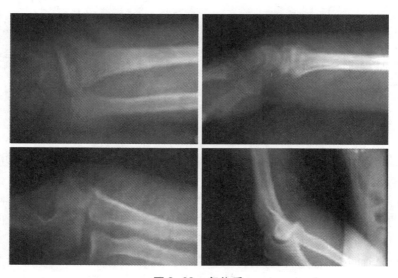

图2-63 复位后

第十一节　尺骨干骨折

单纯的尺骨干骨折比较少见。

【病因】

多为直接暴力所致,占90%以上,往往是被打击致伤。当棍棒打来时,由于自然的保护反应,前臂保护头部,导致前臂尺骨骨折,故又称迎击伤。由于桡骨未折所产生的支撑作用,骨折端往往移位不大。暴力过重和面积较大者,也可造成粉碎性骨折(图2-64)。

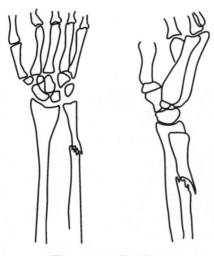

图2-64　尺骨干骨折

【症状与诊断】

1. 症状　前臂尺侧肿胀,严重者有瘀斑,局部压痛,部分可触及异常活动及骨擦音,旋臂时疼痛加剧,严重时前臂旋转功能丧失,应注意检查上下尺桡关节有无畸形及压痛。X射线片应包括上下桡尺关节,以除外孟氏骨折和盖氏骨折。

2. 诊断　由于尺骨位于皮下不难诊断。依据外伤史、临床症状,即可确诊,如再结合X射线正、侧位片,则可确定其骨折类型和骨折移位方向,如为尺骨上段骨折,应拍摄包括肘关节的前臂正、侧位片;如为下段骨折,应拍摄包括腕关节的前臂正、侧位片。

【治疗】

1. 手法复位　采用牵拉推挤复位法,因移位不大,故整复较易。患者坐位或仰卧位,肘关节屈曲90°,肩关节外展50°～70°。助手固定上臂下段,一只手牵拉肘部,重力放于尺侧。术者站于患侧,以手推挤远折端便可使其复位。

2. 固定　用"黑玉断续膏"外敷,前臂塑形夹板固定。尺侧板要长,并于远端加长方形垫,将手固定在桡偏位。因尺骨愈合较慢,应固定5～7周,对折端不稳定者,可从鹰嘴或折端经皮穿针髓内固定。

3.功能锻炼　固定一开始,即进行腕及手部关节的伸屈活动锻炼,并做耸肩活动(因前臂固定时间长),禁做前臂的旋转活动。解除固定后,按肩、肘、腕关节功能疗法进行治疗。

4.药物治疗　前期口服逐瘀接骨丸以利水消肿,解除固定后施以中药外洗。

第十二节　桡尺骨干双骨折

多发生于儿童和青壮年,且多发生在中段和下段,前臂的肌肉分为伸肌、屈肌、旋前肌、旋后肌,伸肌和屈肌的牵拉力为骨折后骨折端发生重叠移位的重要因素。旋前和旋后肌的牵拉力,为骨折后骨折端发生旋转移位的重要因素,因此当桡尺二骨同时骨折时,可发生骨折端的重叠、旋转和成角移位(图2-65)。

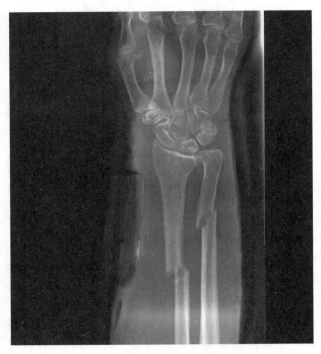

图2-65　桡尺骨干双骨折

【病因与分类】

1.病因　直接暴力与间接暴力均可致前臂桡尺骨干双骨折,但不同的暴力可造成不同类型的骨折。

(1)直接暴力　多见于打击、挤压、压砸致伤。两骨的骨折部位多在同一平面,偶有粉碎性和多段骨折,骨折多为横形或粉碎性,如为压砸伤,常伴有严重的软组织损伤,或形成开放性骨折。

（2）间接暴力 ①传导暴力：从高处掉下或跌倒，以手按地，力量向上传导，先致桡骨中段或上段骨折；暴力继续作用，力量沿骨间膜传导至尺骨，进而使之发生骨折，所以此种骨折，多为尺骨干骨折线低于桡骨干骨折线，且桡骨多为横形或锯齿形骨折，而尺骨多为短斜形骨折。如暴力较大骨折断端可刺破皮肤，发生开放性骨折，发生在儿童则多呈下段横形骨折。②扭转暴力：多见于机器扭绞伤，致前臂过度旋前或旋后，而使桡、尺两骨过度扭绞造成骨折，骨折线和成角移位的方向常是一致的，但骨折线不在一个水平面上，如为旋前暴力所致者，则尺骨远折端向后移位，尺骨折线在上，而桡骨折线偏下；如为旋后暴力所致者，则桡骨折线在上，尺骨折线偏下，此种骨折多伴有皮肤的擦伤或软组织撕裂伤。

2.分类

（1）按骨折部位分类 ①上段骨折：多为横形骨折，亦可桡骨呈横形，尺骨为短斜形，亦可桡骨为锯齿形，尺骨为短斜形骨折（图2-66）。②中段骨折：多为斜形骨折，亦可桡骨为横形或粉碎性骨折而尺骨为短斜形骨折（图2-67）。③下段骨折：多为横形骨折，且多见于儿童，骨折线在同一水平线上（图2-68）。

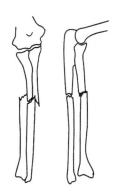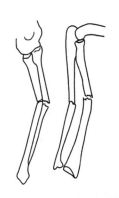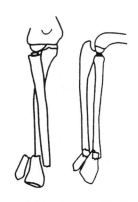

图2-66 桡尺骨上段骨折 　　 图2-67 桡尺骨中段骨折 　　 图2-68 桡尺骨下段骨折

（2）按骨折类型分类 ①横形骨折：骨折端为横形，整复后折端稳定。②斜形骨折：骨折端为斜形，多为短斜形，复位后折端不稳定，需靠体位维持。③锯齿形骨折：骨折端为锯齿形，有时不易复位，一旦复位后，骨折端较稳定，一般活动亦不致再移位；骨折端的锯齿形有时在X射线片上不易明显见到，每当复位时骨折对位好，但折端有间隙时，稍活动即又移位，折端极不稳定者，即属此种类型骨折，此种类型多发生在桡骨。④粉碎性骨折：骨折复位后不稳定（图2-69）。

（3）按骨折移位程度分类 ①青枝骨折：多见于儿童，骨干一侧皮质劈裂折断，另一侧皮质可完整，向折侧突起成角（图2-70）。②无移位骨折：少见，骨折后骨折端无移位，或仅有轻微移位，不需进行复位。③移位骨折：多见于青壮年，根据暴力种类、力量大小、作用方向、肌肉附着点的高低可形成不同部位、不同类型，以及有重叠、旋转、成角、侧方等不同的移位和畸形的骨折。

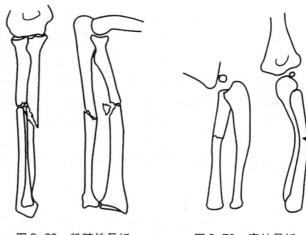

图2-69　粉碎性骨折　　　　图2-70　青枝骨折

（4）按移位方向分类　①同一方向移位：桡、尺骨远折端向同一方向移位，相应复位较易。②相反方向移位：桡、尺骨两远折端向相反方向移位，如一前一后，一内一外，相应复位较困难（图2-71）。

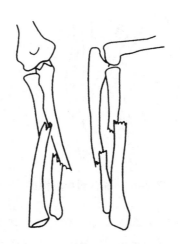

图2-71　相反方向移位的骨折

（5）按骨折合并有软组织损伤程度分类　①闭合性骨折：有轻或重度的软组织损伤，但皮肉完整，骨折端与外界不相通。②开放性骨折：软组织损伤严重，或不严重，而皮肤挫裂，或被刺破，骨折端与外界相通，或骨折端外露。复杂的前臂开放性骨折，常合并有严重的血管、神经、肌腱肌肉的损伤和断裂。

（6）按骨折后时间的长短分类　①新鲜骨折：伤后2周以内者，复位较易。②陈旧骨折：伤后2周以上者，因软组织的修复，骨折端纤维性骨痂的形成，给闭合手法复位带来一定困难。

【症状与诊断】

1.症状 局部或前臂肿胀、疼痛、压痛,活动时疼痛加剧,患肢呈成角、弯曲、扭转或短缩畸形,功能障碍或丧失。完全骨折者,可触及异常活动及骨擦感,有时有瘀斑。

①儿童青枝骨折:无异常活动,但有明显成角畸形和肿胀。②开放性骨折:因折端刺戳所致者仅以小口与外界相通;因扭轧、挤砸所致者,可形成大面积软组织撕裂伤或挫伤,及复杂的骨折,致骨折端外露。③陈旧骨折:肿胀已消退或基本消退,畸形更为明显,功能稍有恢复,有的肌肉反而萎缩,关节形成粘连及僵硬。

不同的血管、神经损伤,因程度和部位不同,有不同的临床表现。

2.诊断 依据外伤史和临床症状,结合 X 射线正、侧位片可确诊。拍摄 X 射线片时,应注意包括上下关节。注意是否合并血管、神经损伤。必要时行 CT 或磁共振进一步检查。

【治疗】

1.手法复位 因前臂骨折的受伤机制比较复杂,骨折类型较多,又因桡、尺二骨相辅作用,功能要求灵活,对位要求严格,不但要有较好的接近解剖的对位,且要求有较好的接近解剖的对线。故在复位前应详细观察与分析 X 射线片所示的情况,根据不同节段的不同类型骨折,确定整复手法和步骤,安排好助手的分工和配合。必要时结合麻醉,在无痛情况下整复。

整复原则:①一般先整复桡骨,后捏对尺骨(有时亦可同时进行整复)。因桡骨往往呈横形骨折,复位后比较稳定,不要顾虑在捏对尺骨时会引起桡骨再移位。②整复时,一般应屈肘,前臂中立位。③屈肘可使肌肉松弛,缓解对骨折端的牵拉,前臂中立位时,骨间距离最宽。只要掌握这两条原则,整复桡、尺骨干双骨折,并不十分困难。

(1)青枝骨折采用牵拉按压复位法。患者仰卧位或坐位,一助手固定肘部,另一助手牵拉腕部,肘关节屈曲90°,前臂中立位,术者站于患侧,在助手上、下牵拉的情况下,稳而准地按压突起成角部,使其平复以形成凹侧骨皮质断裂而折端不分离错位最好。因凹侧骨皮质不断裂时,突起的成角畸形则往往不能矫正,即或当时感觉复位良好,但由于凹侧骨皮质的弹性牵拉及折侧骨折的对顶作用,仍可逐渐形成成角畸形,故必须矫枉过正。应明确听到或感觉到凹侧骨皮质复位时的断裂声。儿童的骨折,成角畸形在20°以内者,可通过发育而自行矫正。超过12岁以上的儿童,自行塑形的能力就随之降低,8岁以下尚可。

(2)同一水平的桡、尺骨上段骨折,多为横形骨折。若远折端移位的方向一致,采用牵拉提按推挤复位法,或对顶复位法。患者仰卧,肩外展50°～70°,肘关节屈曲100°～120°,前臂中立位。一助手固定上臂下段,另一助手牵拉前臂下端。术者站于患侧,在上、下助手用力牵拉的同时,按压远折端使之接近折端复位。复位后,术者持两骨折端,令牵前臂的助手沿前臂纵轴推顶使远折端向上,使远近两折端相嵌插,以达复位牢固的目的。若折端重叠移位较甚者,采用对顶复位法:体位和助手同上。牵拉前臂的助手不要用力,只起到扶持作用。术者推近折端,使在近远折端成角的情况下接触,同时牵臂的助手协同扩大畸形。当上、下两折端牵拉按压推挤复位法成角接触时,术者稳定折端,牵臂的助手将前臂用力牵直便可使其复位。

(3)同一水平的桡、尺骨中段骨折多为斜形骨折,移位方向一致。采用牵拉提按摇摆复位法:患者体位和助手同上。肘关节屈曲,术者以双手拇、示、中三指分持桡、尺骨折端,进行提按分骨复位,再持折端加以前后摇摆,使复位落实并稍加嵌插。

(4)同一水平的尺、桡骨下段骨折多为横形骨折,且多见于儿童,骨折端大都是向背侧一致性移位,向前成角。采用折顶复位法。患者仰卧位或坐位,一助手固定患肢前臂上段。术者站于患侧,令患肢手心向下,双手持患腕,两拇指扣住尺桡骨远折端的背侧,两示指横置于尺、桡骨近折端的掌侧。先用力向远端牵拉,同时拇指用力向掌侧按压远折端,并扩大向掌侧的突起成角畸形,使远折端在成角的情况下接触近折端,然后反折,同时拇指按远折端向前,示指提近折端向后复位。

(5)不同一水平线上的尺、桡骨骨折,多为尺骨骨折线在下,为斜形骨折;桡骨骨折线在上,为横形或锯齿形骨折。尺、桡骨两骨折移位方向多不一致,呈尺骨远折端向后移位,尺骨远折端向前移位(以前者多见),桡骨远折端向前,或桡骨远折端向后,或桡骨远折端向内,尺骨远折端向外移位,或桡骨远折端向外,尺骨远折端向内移位,此两种移位方向者,亦以前种多见。

对此种类型的骨折,桡骨为横形骨折,尺骨为斜形骨折,采用牵拉推挤提按复位法:患者体位及助手同上。肘关节屈曲90°,前臂中立位。术者站于患侧,在上、下用力牵拉的同时,术者先推按桡骨远折端使复位,然后以提按法捏对尺骨。若桡骨折端为锯齿形的,用上法不能复位时,采用叩击法配合牵拉推挤提按复位法或折顶复位法,在臂丛阻滞麻醉下进行。

1)牵拉推挤提按复位法:患者体位同上,一助手固定上臂下段,另一助手扶持患腕。术者一只手持桡骨骨折近折端,另一只手持远折端,在麻醉下,使远折端与近折端紧密靠拢。然后使远折端围绕近折端由外前向后,或由内前向后旋转,当旋至外后侧或内后侧时,再进行牵拉推挤或提按复位。此型骨折复位后折端即非常稳定,一般不会再次移位,然后再捏对尺骨合搓复位。

2)折顶复位法:患者体位及助手同上。在肌肉松弛的情况下,术者一只手持桡骨近折端,另一只手持桡骨远折端,推近折端向前并扩大畸形,使远、近两折端在成角情况下接触,然后反折即复位。当桡骨复位后,再进行捏对尺骨复位。

(6)陈旧桡、尺骨双干骨折后由于误治或失治,超过2~3周以上者(小儿2周,成人3周),因时间较长,处理就比较复杂,困难度亦大,采用手法折骨复位或撬拨复位。适应证:①骨折后时间在4周以内或虽在4周以上而尚未牢固愈合者。②单纯成角畸形者。③折端移位方向一致者。

1)折骨复位法:臂丛麻醉下进行。患者仰卧,一助手固定上臂下段,另一助手扶持腕部。术者站于患侧,令肘关节根据需要屈曲或伸直,将前臂突起成角处向上。术者两手叠置其上,令扶臂的助手持前臂下端向上抬加以反折,力量要稳,待折骨后,按新鲜骨折进行整复。亦可术者一只手握折端向下按压,另一只手持前臂下端向上进行反折,不用助手持臂亦可。不过前法力量较大,后法力量较小。亦可将突起成角处放置于床沿(台沿)或以角形物置其突起成角折端下,上垫以软物。术者一只手扶持折端,另一只手按压前臂下端进行折骨,然后进行整复。

2)撬拨复位法:以钢针进行撬拨复位,在麻醉、X 射线透视下进行无菌操作。患者仰卧,常规消毒铺巾,一助手固定上臂下段,另一助手扶持前臂下端。术者站于患侧,选好进针点,用尖刀片在皮肤上刺一小孔,将骨圆针刺入,先在骨痂处进行多处钻孔,将骨痂折断剥离。也可助以手法折骨,再将钢针刺入折端。一般远折端向前移位,应以近折端为支点,撬远折端向后复位;远折端向后移位,以远折端为支点,撬近折端向后复位;侧方移位,先采用手法矫正,不成功,亦可采用钢针撬拨,原则同上。骨折复位后,术者以手稳定骨折端的对位,将针缓缓退出。折端复位好且稳定者,将针眼无菌包扎。以前臂塑形夹板固定,肘屈 90°,前臂中立位悬吊。如折端不稳定,亦可经皮穿针固定。如肌肉挛缩者,在撬拨的同时,可令牵前臂的助手助以牵拉力量。

注意事项:①进针点一般选在背侧、背尺侧或背桡侧,不选在掌侧。如以近折端为支点时,应于近折端上方 1 ~ 2 cm 处进针,如以远折端为支点时,应于远折端下方 1 ~ 2 cm 处进针。进针部位应避开血管和神经。②进针方向要准,操作要稳,进针不能过深,针尖不能无目的地在内乱刺,以免伤及血管和神经。

2. 固定方法　①上段骨折:"黑玉断续膏"外敷,小夹板或前臂超肘塑形夹板固定 5 ~ 7 周。②中段骨折:"黑玉断续膏"外敷,小夹板或前臂塑形夹板固定 5 ~ 7 周。③下段骨折:"黑玉断续膏"外敷,小夹板或超腕关节塑形夹板固定 3 ~ 4 周,使腕关节呈掌屈位。夹板的塑形弯曲部,一定要放于腕掌关节处,以免造成折端的向背侧成角畸形。④青枝骨折:以前臂塑形夹板固定 2 ~ 3 周。⑤成人前臂无移位骨折:以前臂塑形夹板固定 4 ~ 5 周。陈旧骨折复位后固定同新鲜骨折。

3. 功能锻炼

(1)握拳　麻醉消退后即鼓励患者做握拳活动。握拳时,伸屈手指必须尽量用力。待手部肿胀基本消退,可以握紧拳头时,开始做肘关节活动。

(2)小云手　患肢下侧向前方跨半步,患者手紧握拳,前臂中立位,健手托患腕,将患肢斜向健侧的前外方伸出。此时患侧膝伸直,健侧膝弯曲。然后前臂由健侧转向患侧,患侧膝由伸变屈,健侧膝由屈变伸,两臂亦由伸变屈,回到胸前。如此反复练习,逐步增大肩、肘关节的活动范围,待患肢有力,不需托扶时,再做大云手活动。

(3)大云手　两足分开与肩同宽,患手紧握拳头,以健侧带动患侧,两臂交替做云手动作,一直练到骨折达到临床愈合。

(4)反转手　去除夹板后,做反转手锻炼,以恢复前臂旋转功能。下肢前弓后蹬,手指伸开,肘关节屈曲,前臂旋后位,由腋后向前伸出,而后外展内旋,从背后收回至腋下。在此活动中,前臂由旋后经旋前又回到旋后位,上、下肢体配合动作,上左腿出右手,收左手。上右腿出左手,收右手。如此反复运动,以健侧带动患侧,肩、肘、腕、手及前臂的旋转活动都可以得到全面锻炼。

4. 药物治疗　自拟当归汤加减,前期活血化瘀,消肿止痛;中期和营生新,接骨续筋;后期温经通络,补肝肾、壮筋骨,并配以中药外洗。儿童骨折愈合较快,在后期主要采用中药熏洗。

【临床病例】

患者,陈某,男,8岁,于2022年4月4日下午在自己家玩耍时,因不小心跌倒摔伤致右上臂肿胀、疼痛,伴活动受限,急由家人送至医院,经门诊检查后以"右尺桡骨干双骨折"收治入院,发病以来患者神志清,精神差。

查体:右前臂肿胀明显,疼痛剧烈,局部压痛明显,外观畸形,可触及异常活动及骨擦感,活动时疼痛加重,局部肤色暗红,皮温高,右前臂活动受限,右上肢末梢循环及感觉尚可。

CR示:右尺、桡骨中段可见骨质结构断裂,皮质不连续。侧位断端明显成角移位,局部软组织影肿胀(图2-72)。

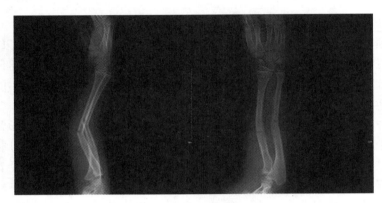

图2-72　复位前

中医诊断:骨折病;气滞血瘀。

西医诊断:右尺、桡骨干骨折。

患者入院后给予完善相关检查,在X射线下行骨折处李氏正骨手法整复后,骨折处"黑玉生骨膏"外敷,夹板固定(图2-73)。

口服当归汤以活血化瘀,消肿止痛。右前臂屈曲悬吊于胸前,进行右掌指功能活动,卧床休息,骨科护理常规,忌食生冷、辛辣及绿豆。必要时进一步检查及手术治疗。

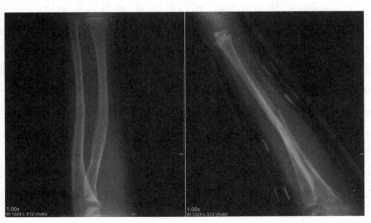

图2-73　复位后

出院情况:患者神志清,精神可,一般情况可,诉右腕肿痛减轻。查体:右腕膏药外敷良好,夹板固定松紧适中,右掌指功能活动尚可,末梢循环及感觉尚可。

复诊情况:骨折处愈合良好,右上肢关节功能活动正常(图2-74)。

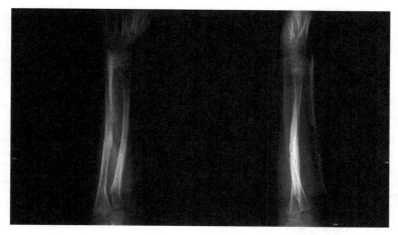

图2-74 愈合后

第十三节 尺骨上段骨折合并桡骨头脱位(孟氏骨折)

尺骨上段骨折合并桡骨头脱位,是临床上较常见的一种特殊的损伤。此种骨折是指尺骨半月切迹以下的尺骨上段骨折,桡骨头同时自肱桡关节和上尺桡关节处脱出,但肱尺关节无脱位。尺骨上段骨折合并桡骨头脱位,可发生于各个年龄段,但多发生于儿童,且可并发桡神经损伤。

【病因与分类】

1.病因

(1)伸直型骨折 直接暴力和间接暴力均可造成此种损伤,但以间接暴力多见,且多为传导暴力。跌倒时肘关节呈伸位或过伸位,前臂旋后,以手按地,暴力沿前臂向上传导,先造成尺骨上段骨折,骨折多为斜形,远折端向前外突起成角或移位。暴力继续作用迫使桡骨头冲破或滑出环状韧带的约束而脱向前外侧(图2-75)。

(2)屈曲型骨折 临床上不常见。在跌倒时,肘关节呈屈曲位,前臂旋前,以手按地,暴力沿前臂向上传导,先造成尺骨上段横形骨折或短斜骨折,使骨折端向背侧成角移位。由于暴力的继续作用,迫使桡骨头向后外脱出(图2-76)。

(3)内收型骨折 跌倒时,身体向患侧倾斜,肘关节处于伸直内收位,前臂旋前,以手按地,暴力沿前臂向上传导造成尺骨上段纵形劈裂,或横形骨折,或碎裂骨折,骨折端多无明显移位(图2-77),而单纯向桡侧突起成角,桡骨头被迫向外侧脱出,多见于儿童(图2-78)。

（4）特殊型骨折　若暴力较大,在造成尺骨上段骨折和桡骨头脱位后,仍继续作用,又可造成桡骨上段骨折,称特殊型骨折,是一种少见的损伤(图2-79)。

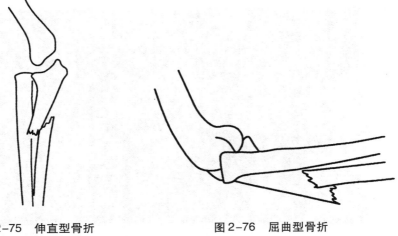

图2-75　伸直型骨折　　　　　　　　图2-76　屈曲型骨折

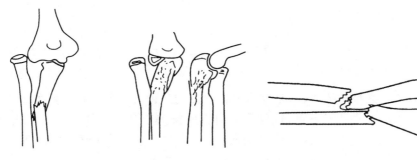

图2-77　内收型骨折一　图2-78　内收型骨折二　　　图2-79　特殊型骨折

2. 分类

（1）按受伤机制分类　①伸直型骨折:因肘关节在伸直或过伸位受伤故名。骨折远折端向前外侧突起成角或移位,桡骨头脱向前外侧。较为多见,且多见于儿童。②屈曲型骨折:因肘关节于屈曲位受伤故名。骨折远折端向后外侧突起成角或移位,桡骨头脱向后外侧,少见,但多见于成年人。③内收型骨折:因为在内收位受伤故名。骨折多呈纵形劈裂,或碎裂,或横形骨折,移位不明显,而向外突起成角,桡骨头脱向外侧。多见,且多见于幼儿。④特殊型骨折:尺、桡骨上段双骨折,并桡骨头脱位,向外侧移位和突起成角移位。不多见。须注意还有2种相当于孟氏骨折的形式:①孤立性桡骨头脱位;②尺骨近段骨折合并桡骨颈骨折,名"类孟氏损伤"。以上各型多数向桡侧成角移位。

（2）按稳定程度可分为3型　①稳定型:桡骨干下1/3骨折(多为青枝型),轻度或无移位,合并尺骨下端骨骺分离,常见于儿童。②不稳定型:桡骨干下1/3横形、螺旋或斜形骨折,骨折位移较多,桡、尺远侧关节明显移位,多属传达暴力造成。此型最常见。

③特殊型:桡骨干下 1/3 骨折,桡、尺远侧关节脱位合并尺骨干骨折或弯曲畸形,多为机器绞伤,可以造成开放性骨折。

【症状与诊断】

1.症状　肘部与前臂肿胀、疼痛、压痛、功能障碍,特别是旋臂障碍;移位明显者,可见畸形、桡骨头向外侧翘起,尺骨上段可触及骨擦感。

小儿内收型骨折,骨软不明显,肿胀亦较轻,但肘部有向外突起弯曲畸形。如并有桡神经损伤,可伴有腕下垂,或拇指背伸无力症状,但不多见。

2.诊断　依据外伤史、临床症状,结合包括肘关节的前臂 X 射线正、侧位片,即可做出诊断。凡尺骨上段骨折,都应拍摄包括肘关节的 X 射线正、侧位片,以观察桡骨头是否有脱位,并应列为常规。必要时需同时拍摄健侧前臂包括肘关节的 X 射线正、侧位片,以便对比诊断。

正常情况下,X 射线正、侧位片示:桡骨头与肱骨小头相对应,桡骨干的纵轴线向上延长,一定通过肱骨小头中心,如有偏移超过 0.3 cm 者,应视为脱位。

【治疗】

1.手法复位　对于年老体弱或身体耐受力较差的患者,应在麻醉下进行手法整复。一般先整复脱位,后整复骨折,当脱位复位后,骨折的重叠移位可自行拉开,成角畸形也自然相应得到改善。采用牵拉推挤提按复位法。

(1)伸直型骨折　患者仰卧,肩外展40°~50°。一助手固定上臂中段,另一助手牵拉腕关节上方,用力向远端牵拉。术者站于患侧,先以拇指或手掌推挤按压脱出的桡骨头向内向后复位,同时令拉前臂的助手在牵拉的情况下屈患者肘,并使前臂呈中立位。然后术者将尺骨远折端向背侧和尺侧提拉或推挤使骨折复位。

(2)屈曲型骨折　患者体位与助手同上,牵前臂的助手顺势向远端缓缓用力牵拉,使前臂与肘关节伸直。术者站于患侧,以拇指推挤脱出的桡骨头向前、向内复位,以一只手保持桡骨头的对位,另一只手推按骨折远折端向内前复位。

(3)内收型骨折　患者体位与助手同上,先推挤桡骨头复位后屈肘,然后由背外侧推挤骨折端向内前,扳鹰嘴尖向外,同时令远端助手牵引下外翻使其复位。

(4)特殊型骨折　患者体位与助手同上。术者站于患侧,先整复桡骨头脱位,然后在屈肘和前臂中立位的情况下,按前臂双折进行整复。

(5)类孟氏损伤　根据桡骨头脱位方向的不同,采用相反方向的整复。

2.固定方法

(1)夹板固定　伸直型、内收型、特殊型骨折复位后,用"黑玉断续膏"外敷,前臂超肘关节塑形夹板,屈肘90°,医用固定带悬吊固定 5~7 周,小儿固定 2~4 周;屈曲型骨折用"黑玉断续膏"外敷,以肘关节塑形夹板将肘关节固定于半伸直前臂旋后位 5~7 周,小儿固定 2~4 周。

(2)穿针固定　对手法复位后尺骨折端不稳定者,宜采用经皮穿针固定。即在麻醉、透视和无菌操作下,选用合适的尺骨髓内针(骨圆针)。将尺骨近折端提于背侧皮下,骨圆针尖端从折端斜向上前方刺入尺骨近折端骨髓腔,屈肘后从鹰嘴处打出皮外,用钢丝钳夹持针尖边旋转边向外拔退,使针尾退与折端平齐时进行手法复位。复位方法主要采用拔伸牵引、推挤提按、折顶成角、夹挤分骨、撬拨复位等,助手亦可握持外露的钢针左、右、前、后摆动协助对位,待 X 射线透视复查满意后,术者保持对位,助手迅速将钢针击入远折端髓腔足够长度,固定骨折;亦可采用从鹰嘴顺行穿针固定尺骨骨折。只要尺骨骨折得到复位和固定,桡骨头多可自行复位,且较稳定。倘若桡骨头未复位或不稳定,可上、下牵引,术者双拇指压住脱位的桡骨头用力向后内或前内推挤,同时在远端助手牵引下屈曲或伸直肘关节,即可以使桡骨头复位;若仍不复位或松手即弹出者,可能系环状韧带、关节囊等嵌夹在关节内影响复位,须手术切开复位。对桡骨头容易复位但不稳定者,可行闭合穿针固定,方法有二:①屈肘90°,从肱骨外髁后方向前钻入一1.5～2 mm克氏针固定肱桡关节;②从桡骨颈外侧横行向尺骨钻入一2 mm左右克氏针固定上尺桡关节。此二法均可阻止桡骨头再脱位。整复固定后外用石膏托或管形石膏固定。

(3)钢板固定　桡骨骨折必须达到解剖复位,才能维持前臂良好的旋转功能,部分斜形骨折稳定性差,容易移位,所以近年来更多人主张切开复位内固定。

3.功能锻炼

(1)握拳　麻醉消退后即鼓励患者做握拳活动。握拳时,伸屈手指必须尽量用力。待手部肿胀基本消退,可以握紧拳头时,开始做肘关节活动。

(2)小云手　患肢下侧向前方跨半步,患者手紧握拳,前臂中立位,健手托患腕,将患肢斜向健侧的前外方伸出。此时患侧膝伸直,健侧膝弯曲。然后前臂由健侧转向患侧,患侧膝由伸变屈,健侧膝由屈变伸,两臂亦由伸变屈,回到胸前。如此反复练习,逐步增大肩、肘关节的活动范围,待患肢有力,不需托扶时,再做大云手活动。

(3)大云手　两足分开与肩同宽,患手紧握拳头,以健侧带动患侧,两臂交替做云手动作,一直练到骨折达到临床愈合。

(4)反转手　去除夹板后,做反转手锻炼,以恢复前臂旋转功能。下肢前弓后蹬,手指伸开,肘关节屈曲,前臂旋后位,由腋后伸向前出,而后外展内旋,从背后收回至腋下。在此活动中,前臂由旋后经旋前又回到旋后位,上、下肢体配合动作,上左腿出右手,收左手。上右腿出左手,收右手。如此反复运动,以健侧带动患侧,肩、肘、腕、手及前臂的旋转活动都可以得到全面锻炼。

4.药物治疗　自拟当归汤加减,前期活血化瘀,消肿止痛;中期和营生新,接骨续筋;后期温经通络,补肝肾、壮筋骨,并配以中药外洗。儿童骨折愈合较快,在后期主要采用中药熏洗。

【预防与调护】

(1)桡骨干下1/3骨折合并桡、尺骨远侧关节脱位属于不稳定骨折,复位与固定后极易发生再移位,3周内必须严密观察,如有移位,应及时整复。要经常检查夹板和分骨垫位置是否合适,松紧度如何。早期练习握拳、伸指活动,但要严格限制前臂旋转,避免手的尺偏活动。

(2)如为陈旧骨折,骨折端尚未愈合牢固者,可进行折骨后,按新鲜骨折处理;桡骨头也可通过活筋分离粘连后推挤复位。如桡骨头不能复位,成人也可作桡骨头切除。尺骨骨折尽量用钢板固定(成人),以利愈合。

【临床病例】

患者,廉某,女,6岁,于2013年7月13日在小区内玩耍时摔倒,致左前臂肿胀、疼痛,不能活动。急由家人送至医院,行CR检查示:左尺骨上段骨折。门诊检查后以"左尺骨上段骨折"收治入院。

查体:左前臂肿胀、疼痛明显,外观畸形,左前臂功能活动受限,局部皮温高,肤色稍红,压痛剧烈,左腕不能活动,活动时左前臂疼痛加重,左掌指功能活动差,末梢循环及感觉尚可。

CR示:左尺骨上段可见骨质结构断裂,断端成角移位。桡骨头与肱骨失去正常解剖关系(图2-80)。

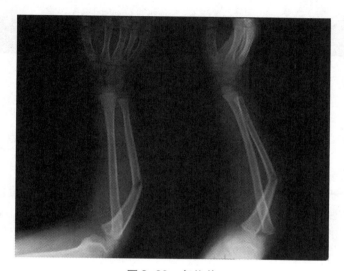

图2-80　复位前

中医诊断:骨折病;气滞血瘀。

西医诊断:左尺骨上段骨折伴桡骨头脱位。

患者入院后给予完善相关检查,在X射线下行李氏正骨手法整复后,骨折处"黑玉生骨膏"外敷,夹板固定(图2-81)。口服当归汤以"活血化瘀,消肿止痛"。左前臂屈曲悬吊于胸前,进行左掌指功能活动,卧床休息,骨科护理常规,忌食生冷、辛辣及绿豆。必要时进一步检查及手术治疗。

出院情况:患者神志清,精神可,一般情况可,诉左前臂肿痛减轻。查体:左前臂膏药外敷良好,夹板固定松紧适中,左腕及掌指功能活动尚可,末梢循环及感觉尚可。

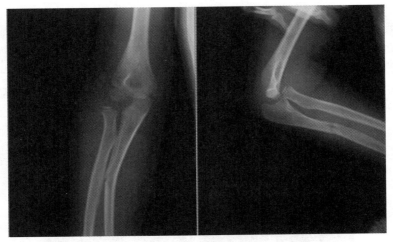

图 2-81　复位后

第十四节　桡骨下段骨折合并下尺桡关节脱位(盖氏骨折)

桡骨下段骨折合并下尺桡关节脱位多见于成年人,亦可发生于儿童。桡骨下段骨折合并下尺桡关节脱位,复位后极不稳定,手法复位及固定均较困难,并且下尺桡关节脱位又往往被忽视。故对此种损伤,应引起重视。

【病因与分类】

1.病因　间接暴力与直接暴力均可致此类骨折。

(1)间接暴力　跌倒时,以手按地,暴力向上传导至桡骨下段或中下段发生骨折,骨折多呈横形或短斜形,骨折远端向上重叠移位;跌倒时,由于前臂所处的旋转位置不同,远折端可形成向掌侧或背侧移位。同时三角软骨及尺侧腕韧带破裂,造成下尺桡关节脱位,或尺骨茎突被撕脱骨折,其中骨折远折端向掌侧移位者较多见。骨折后,远折端常因骨间膜及旋前方肌易复位和愈合。因肌的牵拉,而向尺侧移位,且向前旋转。有时折端间由于外展拇长肌和伸拇短肌的嵌入而不易复位和愈合。

(2)直接暴力　前臂下段桡侧被直接打击或砸压、绞伤造成骨折,折端多呈横形或粉碎性骨折,骨折远折端常因旋前方肌与骨间膜的牵拉,而向尺侧移位,暴力继续作用,可致下尺桡关节脱位。

2.分类

(1)按远折端移位方向分类　①桡骨远折端向上重叠、向尺侧移位合并下尺桡关节脱位,少见,多为斜形骨折(图 2-82)。②桡骨远折端向掌侧、向尺侧移位合并下尺桡关节脱位,常见。③桡骨远折端向背侧及尺侧移位合并下尺桡关节脱位,少见(图 2-83)。

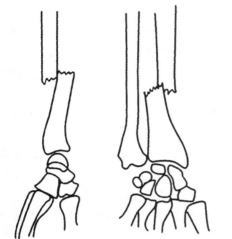
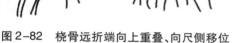

图 2-82 桡骨远折端向上重叠、向尺侧移位

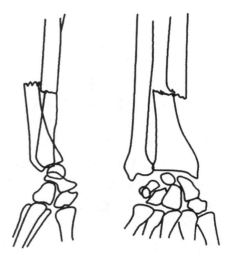

图 2-83 桡骨远折端向背侧及尺侧移位

（2）按骨折的类型分类 ①横形骨折；②短斜形骨折；③粉碎性骨折。

（3）按骨折复位后的稳定程度分 ①稳定骨折：无移位骨折、横形骨折、向尺侧成角、向掌侧移位合并下尺桡关节脱位但不严重者。②不稳定骨折：斜形骨折或粉碎性骨折，或骨折远折端向尺侧、背侧移位合并下尺桡关节脱位严重者。

【症状与诊断】

1. 症状 前臂及手腕部肿胀、疼痛，下段或中下段呈向尺侧的凹陷畸形，局部有显著压痛、异常活动、骨擦音，旋臂及腕关节功能障碍，腕部亦有明显压痛并畸形。下尺桡关节有异常活动，尺骨下端可向背侧翘起或向掌侧推移。

2. 诊断 依据外伤史、临床症状，结合腕关节的前臂 X 射线正、侧位片可以确诊。

X 射线正位片示：正常下尺桡关节间隙为 0.5～2.0 mm。如成年人超过 2 mm，儿童超过 4 mm 者，则应视为下尺桡关节脱位。若桡骨折端重叠成角明显，而尺骨未见短缩，下尺桡关节面内缘远近相距大于 5 mm 者，可认为有上、下方向的脱位。X 射线侧位片示：正常桡尺骨下段骨干相互平行、重叠，若发生交叉，尺骨头向背侧移位（多见）或向掌侧移位（少见）者，则应视为下尺桡关节脱位。在观察 X 射线正位片时应注意到，下尺桡关节间隙虽然较正常为宽，仍应结合临床症状。下尺桡关节是否有异常活动及压痛，才可确定是否为下尺桡关节脱位。因为正常情况下，腕关节所置的位置不同，X 射线拍片所示的下尺桡关节间隙显示的宽窄不同，如置于后前位置拍片者，关节间隙显示就宽些。有时可同时拍摄健侧前臂包括腕关节的正、侧位片，用以对比诊断。在儿童的此类损伤中，往往尺骨远端的骨骺滑脱代替了下尺桡关节脱位，因为儿童韧带的强度比骨骺大得多，此时腕三角纤维软骨盘完整，滑脱的尺骨头骨骺随桡骨远折端而移位。可诊断为类盖氏损伤，其损伤机制和处理方法完全相同。

【治疗】

1. 手法复位　采用牵拉推挤提按旋臂复位法。

(1)向掌尺侧成角移位型　患者仰卧,肩外展50°~70°,肘关节屈曲。一助手固定前臂上端,另一助手牵拉腕及手部,使前臂旋后,重力放于大鱼际部位,用力向远端牵拉。术者站于患侧,以双手拇指叠于骨折远折端,向后、向外推挤,同时牵臂的助手将前臂旋前到中立位即复位,下尺桡关节亦随之复位。

有时骨折端有肌肉嵌入者,先用嵌入缓解法:使前臂极度旋前以扩大畸形,推拉皮肉以缓解嵌夹,然后再按上法进行整复。

(2)不稳定型骨折　患者体位及助手同上,唯先使前臂于旋前位,术者推挤远折端向外、向前的同时,牵前臂的助手在牵拉的情况下,将前臂旋后至中立位,即复位。复位后因折端不稳定,故在整复时,尽量做到矫枉过正,并在固定时要加以注意。

2. 固定方法　给予"黑玉断续膏"外敷,小夹板或以前臂塑形夹板固定,不稳定型者,于折端后内处加垫。一般固定6~8周。对不稳定型骨折,亦可作经皮穿针固定桡骨骨折,再以一枚钢针横贯下尺桡关节。

3. 功能锻炼

(1)握拳　麻醉消退后即鼓励患者做握拳活动。握拳时,伸屈手指必须尽量用力。待手部肿胀基本消退,可以握紧拳头时,开始做肘关节活动。

(2)小云手　患肢下侧向前方跨半步,患者手紧握拳,前臂中立位,健手托患腕,将患肢斜向健侧的前外方伸出。此时患侧膝伸直,健侧膝弯曲。然后前臂由健侧转向患侧,患侧膝由伸变屈,健侧膝由屈变伸,两臂亦由伸变屈,回到胸前。如此反复练习,逐步增大肩、肘关节的活动范围,待患肢有力,不需托扶时,再做大云手活动。

(3)大云手　两足分开与肩同宽,患手紧握拳头,以健侧带动患侧,两臂交替做云手动作,一直练到骨折达到临床愈合。

(4)反转手　去除夹板后,做反转手锻炼,以恢复前臂旋转功能。下肢前弓后蹬,手指伸开,肘关节屈曲,前臂旋后位,由腋后向前伸出,而后外展内旋,从背后收回至腋下。在此活动中,前臂由旋后经旋前又回到旋后位,上、下肢体配合动作,上左腿出右手,收左手。上右腿出左手,收右手。如此反复运动,以健侧带动患侧,肩、肘、腕、手及前臂的旋转活动都可以得到全面锻炼。

4. 药物治疗　自拟当归汤加减,前期活血化瘀,消肿止痛;中期和营生新,接骨续筋;后期温经通络,补肝肾,壮筋骨,并配以中药外洗。儿童骨折愈合较快,在后期主要采用中药熏洗。

【预后与康复】

(1)定时复查,应特别注意下尺桡关节脱位是否再发生移位,以便发现问题及时矫正。

(2)陈旧骨折如愈合不牢,可行折骨复位或撬拨复位。失败者,可手术切开复位:桡骨钢板固定,肌腱或筋膜条修复稳定尺骨头脱位。如已愈合牢固,但遗腕关节疼痛者,可行尺骨头切除术。

第十五节 尺骨下段骨折合并下尺桡关节脱位

此类骨折较少见,多发生于成年人。

【病因与分类】

1.病因 多为直接暴力所致,如直接打击尺骨下段致伤,远折端向桡侧及掌侧移位,因尺骨支撑力丧失加上肌肉韧带的牵拉,使下尺桡关节被波及而损伤,引起轻度错移。若暴力较大,当造成骨折后仍继续作用,致三角软骨及韧带损伤,形成下尺桡关节脱位,尺骨头向背侧翘起,而且难于复位和固定。

2.分类 按损伤程度可分类为:①尺骨下段骨折合并下尺桡关节损伤,引起下尺桡关节轻度错移,复位后稳定(图2-84);②尺骨下段骨折合并下尺桡关节脱位,复位后不稳定(图2-85)。

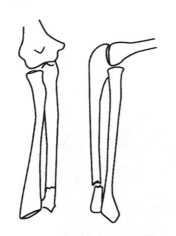 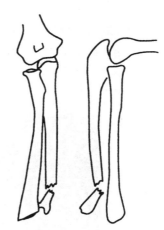

图2-84 尺骨下段骨折合并下尺桡
关节轻度移位

图2-85 尺骨下段骨折合并下
尺桡关节脱位

【症状与诊断】

1.症状 前臂下段肿胀,以尺侧为甚,局部压痛明显。

2.诊断 依据外伤史、临床症状,结合 X 射线正、侧位片,可确诊。必要时可行 CT 或磁共振进一步检查。骨擦音存在。严重者有明显畸形,尺骨茎突向背侧突起,压之有浮动感,腕关节伸屈与旋臂功能障碍。

【治疗】

1.手法复位 采用牵拉挤按复位法:此类骨折复位容易,固定困难,患者仰卧位或坐位,一助手固定前臂上段,另一助手牵拉患手大、小鱼际处,重力放于尺侧;用力向远端牵拉,使前臂旋前松弛旋前方肌。术者站于患侧,用示指提远折端向后,拇指按压尺骨头向前,矫正前后移位,后以拇指推挤骨折端,矫正侧方移位。对于年老体弱或身体耐受力较差的患者必要时可行麻醉进行手法复位。

2.固定方法　给予"黑玉断续膏"外敷,小夹板固定或以腕部塑形夹板固定腕关节于掌屈位6~8周。复位后不稳定者,可在折端掌侧和尺骨头背侧加垫,以保证对位。定时检查,因骨折不稳定,固定后容易引起再变位和向桡侧成角,应及时检查,发现问题,及时加以处理。必要时手术。尺骨下段骨折愈合较慢,加上折端不稳定,故应注意不能过早解除固定。

3.功能锻炼　固定早期可行掌指功能活动,后期去除固定后进行手的外旋、内旋、背伸、掌屈功能锻炼。

4.药物治疗　自拟当归汤加减,前期活血化瘀,消肿止痛;中期和营生新,接骨续筋;后期温经通络,补肝肾、壮筋骨,并配以中药外洗。儿童骨折愈合较快,在后期主要采用中药熏洗。

第十六节　桡骨远端骨折

桡骨远端骨折,是指桡骨远端3 cm范围以内的骨折(图2-86)。此类骨折较常见。占全身骨折的第4位,多发生于青壮年及老年人,女多于男。发生在儿童者,多为桡骨下端骨骺分离滑脱,或干骺端骨折。桡骨下端膨大,其横断面近似四方形,由骨松质构成,向上3.0~3.5 cm为密质骨干,3 cm以远的骨质结构较为薄弱,易发生骨折。

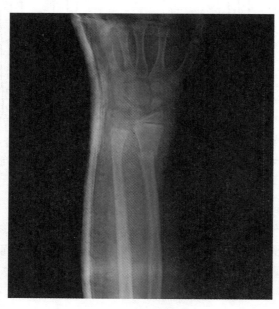

图2-86　桡骨远端骨折

桡骨下端为凹陷的桡腕关节面,容纳舟骨和月骨,正常人此关节面向掌侧倾斜10°~15°,称掌倾角;向尺侧倾斜20°~25°,称尺倾角。桡骨下端桡侧向远端延伸,形成桡骨茎突,有肱桡肌附着其上,并有伸拇短肌和外展拇长肌通过此处的骨纤维腱管;其掌侧面较为光滑,有旋前方肌附着;背侧面稍突,有 4 个骨性腱沟,伸肌腱由此通过;尺侧面较为窄小,前后各有一个结节,中间凹陷,称为尺骨切迹,与尺骨环状关节面构成下尺桡关节。

尺骨下端呈圆柱形状,末端稍有膨大,称为尺骨头;尺骨的尺背侧有一骨突,称为尺骨茎突,其上有三角盘状软骨附着,把下尺桡关节与腕关节分开;尺骨头的桡侧,有一半环状的关节面,约占周径的 2/3,与桡骨下端尺骨切迹形成下尺桡关节,此关节使桡骨围绕尺骨,作 150°的旋转活动,为前臂下端活动的枢纽。

尺骨和桡骨两茎突,在皮下均能摸到,桡骨茎突低于尺骨茎突 1.0~1.5 cm。

桡骨下端的骨骺,1 岁左右出现,18~20 岁与骨干融合。

【病因与分类】

1. 病因　直接暴力和间接暴力均可造成桡骨远端骨折,但多为间接暴力所致,骨折移位的大小、方向、损伤的程度,与暴力的强弱和作用力的方向以及受伤时的姿势和体位有密切关系。

(1)直接暴力　若被重物打击、冲撞、轧砸等所致者,多为粉碎性骨折,因暴力作用的方向不同,骨折远端可向背侧或掌侧移位。

(2)间接暴力　跌倒时,前臂旋前,以手按地,暴力传导到桡骨下端而致骨折。远折端常向背侧、桡侧移位,或向掌侧成角,形成后缘嵌插,称伸展型骨折。若跌倒时,前臂旋前,以掌根部着力按地,暴力向上传导,而致桡骨后侧缘骨折。远折端的骨折片,连同腕骨向背侧移位,形成桡骨远端背侧缘骨折合并腕骨向背侧脱位。若跌倒时,腕背侧着地,可致桡骨前缘骨折,远折端的骨折片连同腕骨向前移位,形成桡骨前缘骨折合并腕骨向掌侧脱位。若跌倒时,腕关节掌屈位,以手背部着地,暴力传导至桡骨远端,致桡骨远端骨折,远折端向掌侧、桡侧移位,向背侧成角,称屈曲型骨折。若跌倒时,腕关节极度桡偏以手按地,由于腕舟骨的冲撞,使桡骨茎突发生骨折。一般移位不大或无移位。在桡骨远端骨折的同时,可有尺骨茎突撕脱骨折。若桡骨远端骨折移位明显,又无尺骨茎突骨折者,必有三角盘状软骨损伤。

2. 分类

(1)按受伤姿势和骨折移位的不同分类常可分为以下 3 种。

1)伸直型骨折(又称科利斯骨折):暴力作用于掌侧,使远端过度背伸所致骨折,远折端向背侧、桡侧移位,或向掌侧突起成角,折端背侧相嵌插。此型骨折多为横形骨折,或短斜形骨折,临床上最为多见(图 2-87),占 95%以上,掌倾角和尺倾角变小或成负角,或背侧缘骨折,临床极少见。患者跌倒时,前臂旋前,腕关节强力背伸位,手掌先着地,身体重力自上而下传递到桡骨远端,地面的反作用力自下而上经腕骨作用于桡骨远端,使腕骨冲击桡骨下端关节面的背侧缘,造成桡骨下端关节面背侧缘骨折。骨折块呈楔形,包括了关节面的 1/3,多向背侧及近侧移位。若暴力较大,有时远端骨折块连同腕关节向背侧移位,形成桡骨远端背侧缘骨折合并腕关节脱位。

2)屈曲型骨折(又称史密斯骨折、反科利斯骨折):暴力作用于背侧,使远端过度掌屈所致骨折,远折端向掌侧移位,或向背侧成角畸形变位,掌侧折端相互嵌插,掌倾角变大,尺倾角变小(图 2-88),少见,或呈掌侧缘骨折,临床也极少见(图 2-89)。患者前扑跌倒,手背先着地,腕关节急骤掌屈,身体重力自上而下传递到桡骨下端,地面的反作用力由下而上经腕骨作用于桡骨下端关节面掌侧缘,造成桡骨下端掌侧缘劈裂骨折(图2-90)。其骨折块较背侧缘骨折块小,向近侧及掌侧移位。有时远端骨折块连同腕关节向掌侧并向上移位,形成桡骨远端掌侧缘骨折合并腕关节脱位。

3)巴通骨折:桡骨远端并关节面骨折,伴有腕关节脱位者,跌倒时手掌或手背着地,暴力向上传递,通过近排腕骨的撞击引起桡骨关节面骨折,在桡骨下端掌侧或背侧形成累及关节面的骨折块,常合并腕关节脱位或半脱位(图2-91)。

(2)按受伤的时间分类 ①新鲜骨折:伤后2周以内者。②陈旧骨折:受伤后2周以上者,因时间较长,骨折端已形成骨痂,畸形粘连,软组织挛缩,增加了治疗的困难度,且易留有后遗症,临床上并不少见。

(3)按局部皮肉损伤程度分类 ①闭合性骨折:皮肉损伤轻,骨折端与外界不相通。②开放性骨折:皮肉损伤重,致骨折端与外界相通,形成复杂性骨折,处理较困难,易引起合并症和后遗症,极少见。

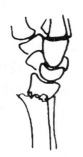
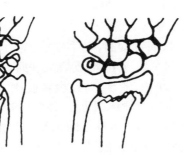

图2-87 伸直型骨折　　　　　　　　图2-88 屈曲型骨折

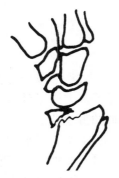
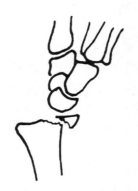
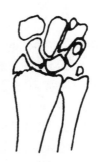

图2-89 掌侧缘骨折合并　　　图2-90 背侧缘骨折合并　　　图2-91 巴通骨折
　　　　腕骨向掌侧脱位　　　　　　　腕骨向背侧脱位

【症状与诊断】

1.症状　伤后腕部肿胀、疼痛,手腕功能部分或完全丧失。桡骨远端掌、背、桡侧压痛明显,有纵向叩击痛。有移位骨折者常有典型畸形,如伸直型骨折,骨折远端向背侧移位时,从侧面可见典型"餐叉样"畸形;骨折远端向桡侧移位并有缩短移位时,可触及上移的桡骨茎突,从正面可见腕部横径增宽和手掌移向桡侧,呈"枪刺状"畸形。屈曲型骨折,骨折远端向掌侧移位时,从侧面可见典型"锅铲样"畸形。桡骨远端关节边缘骨折,移位严重者,腕掌背侧径增大,其背侧缘骨折脱位者,也可出现"餐叉样"畸形。但无移位骨折或者不完全骨折时,肿胀多不明显,仅局部疼痛和压痛,可有环形压痛和纵向叩击痛,腕和手指运动不便,握力减弱,需注意与腕部软组织扭伤鉴别。腕关节 X 射线正、侧位片,可明确骨折类型、移位情况和骨折线是否通过关节面,并可了解是否合并尺骨茎突骨折和桡尺远侧关节脱位。

2. 诊断　依据外伤史、临床症状,结合 X 射线正、侧位片,即可确诊。

3. 鉴别诊断　桡骨远端骨折应与腕骨脱位或合并骨折相鉴别。

【治疗】

1. 手法复位　对于年老体弱或身体耐受力较差的患者,必要时可进行麻醉采取手法复位。

(1)伸展型骨折　采用推挤提按复位法。患者仰卧或坐位,一助手固定前臂中段,使前臂旋前,手心向下。术者站于患侧,双手持患肢腕部,用双手虎口卡住桡骨远折端。先向尺侧推挤,矫正侧方移位,再向掌侧按压,同时横置于掌侧近折端的示指向背侧提托即可复位,有时需略加以使远折端旋前。

(2)嵌插型骨折　通过上法不易完全复位者,术者可扣住远折端,先向远端牵拉,待折端牵开后,再以上法复位。亦可采用折顶复位法:术者以两手拇指扣住远折端,先扩大畸形牵拉,使折端嵌插缓解,然后反折,推挤提按复位。必要时亦可使另一助手牵远端协助,以加强牵拉力。

(3)粉碎性骨折　通过上法复位后,再进行前、后、左、右推挤按压,使平复严密即可。整复手法有牵引、托提、掌屈、尺偏、内旋。

患者屈肘90°,前臂旋前位,助手牢固固定前臂中段,术者双手拇指压于桡骨远折端背侧,其余四指托提于近折端掌侧,大小鱼际环握远折端及手腕部,牵引 2 min 以纠正重叠,之后牵引下迅速掌屈、尺偏,内旋远折端及腕手部(勿忘托提近折端向后),即可同时矫正远折端的桡背侧移位和旋后移位。青枝压缩型骨折则背侧骨膜被拉展,塌陷复起,并满意恢复掌、尺倾角。注意牵引要充分以防骨质压缩,五联手法要一气呵成,连续稳妥,操作不可多次反复以防整复过度。屈曲型骨折则方法相反:伸肘、前臂旋后,牵引、托提、背屈、尺偏、外旋。此法为整复桡骨远端骨折的最佳方法。

亦可采用 3 人整复法,患者体位同上。一助手固定前臂中段,另一助手牵患手,术者站于患侧,背向患者,使前臂旋前,手心向下。术者以两手拇指推挤远折端向掌、尺侧复位。同时牵手的助手使腕掌屈,尺偏即可。

(4)屈曲型骨折　患者体位同上。一助手固定患肢前臂中段,使前臂旋后,手心向上。术者站于患侧(以与上法相同、方向相反的手法复位),双手持患腕,用双手虎口卡住桡骨远折端,先向尺侧推挤,矫正侧方移位;再向背侧按压,示指横置于桡骨近折端,同时向掌侧提托,使复位。此型骨折少见,若为嵌插型或粉碎性骨折,手法和原理同伸展型骨折,唯方向相反。

(5)开放性骨折 麻醉下无菌操作,按清创—整复—固定—缝合的顺序进行。此类骨折极为少见。

(6)陈旧骨折 适应证:①骨折后时间在2周以内者。②有严重畸形,影响以后功能者。③青壮年患者,或老年人而身体条件许可者。采用折骨复位法。

在麻醉下进行。患者仰卧,一助手固定前臂中段,术者站于患侧,双手持骨折远折端,使用提按、扩大畸形、推挤、旋扭等手法,使已粘连的骨折端分离,造成再骨折,然后按新鲜骨折进行整复即可,但用力要大且要稳。

对于已愈合牢固的骨折(1个月以上者),可采用手术切开植骨复位,以恢复掌、尺倾角。

(7)桡骨前缘或后缘骨折合并腕骨脱位、儿童骨骺滑脱型骨折 复位手法同远端骨折。桡骨茎突和尺骨茎突骨折均移位不大,用推挤手法即可复位。儿童此种类型骨折不少见,且骨折多为骨骺滑脱,或滑脱连同一骨折片,或为挤压骨折必须给予复位,方法同前述。

2.固定方法 "黑玉断续膏"外敷,对于开放性骨折,贴敷时需开创,将开放的伤口外露,以便于换药和观察。对于伸展型骨折,以腕部塑形夹板将腕关节固定于掌屈尺偏位4周;屈曲型骨折,以腕部塑形夹板将腕关节固定于背伸尺偏位4周;陈旧骨折,固定方法同上,但时间需较长,4~6周。对桡骨远端骨折合并腕骨脱位,复位后不稳定者,可在麻醉后X射线透视下,无菌操作,采用经皮细克氏针将骨折块固定,外用石膏托固定(前侧骨折掌屈位,背侧骨折背伸位)。在固定期间,避免腕关节向桡偏活动。应嘱咐患者,在伸屈手指时,容易引起桡偏活动,应予以注意。

3.功能锻炼 固定早期可行掌指功能活动,后期去除固定后进行手的外旋、内旋、背伸、掌屈功能锻炼。对老年患者尤要注意鼓励其早期进行掌指关节的屈伸锻炼,因其气血衰退,最易停滞不通而形成长期关节僵硬,不易恢复。对已僵硬的指间关节,不能进行强力的被动伸屈,应循序渐进,否则易造成新的损伤,致气血更为停滞,关节进一步僵硬,形成恶性循环,延长病程,长期不能恢复。

对于老年患者,治疗的重点在于气血通顺、关节的通利,故强调功能锻炼更为重要,应多加鼓励,并耐心向其说明活动的重要性。不能因为怕痛而不活动手指,稍不注意即会形成长时间的功能障碍,不易恢复。对老年人的陈旧骨折,亦不需强行矫正。

4.药物治疗 同其他骨折。但对老年患者的手指僵硬、发凉,有时出汗,应治以益气活血,通经利节之剂。方用通经活络汤。处方:黄芪30 g,防风10 g,当归10 g,柴胡10 g,川芎5 g,大秦艽10 g,白芍10 g,茯苓10 g,丝瓜络10 g,白术6~10 g,灵仙10 g,商陆6 g,川断12 g,五加皮12 g。每日1付,水煎服。手发热者,加丹皮;女性患者,可加香附、乌药。

【临床病例】

患者,赵某,男,65岁,于2022年6月19日下午不慎摔倒,当时双腕部疼痛难忍,由家人送入医院就诊。门诊检查复位后以"左尺桡骨远端骨折;右桡骨远端骨折;头部损伤"收治入院。

查体:头痛、头晕、恶心,双前臂疼痛、肿胀明显,外观畸形,局部皮温高、肤色红,压痛明显,叩击痛阳性,可闻及骨擦音,双腕关节功能障碍,末梢循环尚可。

CR 示:左桡骨中下段可见骨质结构断裂,皮质不连续,断端明显成角移位,且上下重叠约 12 mm,局部见碎骨块游离,尺骨茎突见撕脱小骨片分离,远端尺桡关节间隙增宽,腕关节软组织肿胀。右桡骨中下段可见骨质结构断裂,断端明显成角移位,且上下重叠约 9 mm,尺骨茎突与桡骨远端失去正常关系,向背侧移位,腕关节软组织肿胀(图 2-92)。

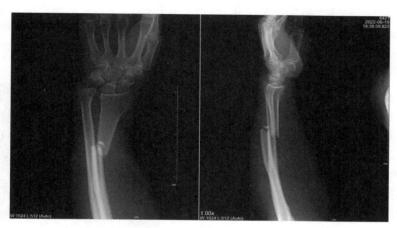

图 2-92　复位前

中医诊断:骨折病;气滞血瘀。

西医诊断:右桡骨骨折伴远端尺桡关节脱位;左尺桡骨骨折;头部损伤。

患者入院后给予完善相关检查,在 X 射线下行李氏正骨手法整复后,骨折处"黑玉生骨膏"外敷,夹板固定(图 2-93)。

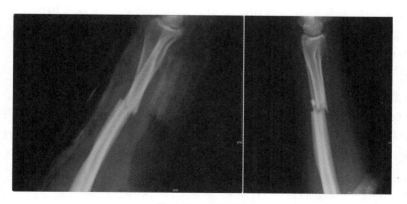

图 2-93　复位后

口服当归汤以活血化瘀,消肿止痛。双前臂屈曲悬吊于胸前,进行双掌指功能活动,卧床休息,骨科护理常规,忌食生冷、辛辣及绿豆。必要时进一步检查及手术治疗。

出院情况:患者神志清,精神可,一般情况可,诉右前臂肿痛减轻,左腕肿痛减轻。查体:左腕、右前臂膏药外敷良好,夹板固定松紧适中,双腕及掌指功能活动尚可,末梢循环及感觉尚可。

第十七节　腕舟骨骨折

腕舟骨骨折是临床上较常见的骨折,占腕骨骨折的80%以上。腕舟骨是近排腕骨中最大的一块,其外形似舟故名,但又很不规则,分头部、腰部和体部三部分。其远端凹面与头状骨构成关节,其尺侧与月骨构成关节,其桡侧与大、小多角骨构成关节,其凸面与桡骨构成关节,故其表面大部分被关节软骨所覆盖。

腕舟骨血液供应较差,仅腰部和头部有来自背侧桡腕韧带和掌侧桡腕韧带的小营养血管供应。故腕舟骨骨折位于头部和腰部者,在固定牢靠的情况下,骨折愈合尚不成问题。如为体部近端骨折,因血供不佳,往往难以愈合,而且容易引起缺血性坏死。

腕舟骨腰部因横跨于腕关节的活动线上,最易发生骨折,且骨折后受剪切力较大,难以固定,对骨折的愈合亦极为不利。故当腕舟骨骨折时,应有较长时间腕部可靠的固定制动,才能保证骨折愈合(图2-94)。

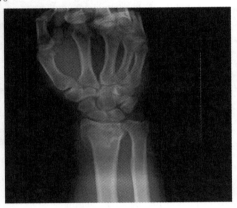

图2-94　腕舟骨腰部骨折

【病因与分类】

1.病因　腕舟骨骨折99%以上为间接暴力所致。当跌倒时,手掌按地,腕关节处于极度背伸及桡偏位,身体的下冲力和地面的反作用力致桡骨茎突背侧缘将腕舟骨凿断。因腕部致伤时背伸及尺偏的位置和角度不同,可导致腕舟骨不同部位的骨折。直接暴力所致者极少见。

2.分类

(1)按部位分类　①头部骨折:在腕舟骨骨折中最少见,因血供好,故其愈合快,愈合率高,极少有坏死发生。②腰部骨折:最多见,血运较好,但剪切力较大,故骨折不愈合和延迟愈合者较多见,但很少发生坏死。③体部骨折:较少见,其因血运破坏较多,故骨折近端坏死发生率较高,可高达10%左右。

(2)按发病时间长短分类　①新鲜骨折:伤后2周以内者(包括骨折合并脱位者)尚可用手法闭合整复。②陈旧骨折:凡骨折超过2周,或骨折端已有部分硬化或呈轻度囊性改变者。

【症状与诊断】

1.症状　活动时疼痛,功能障碍,持物无力,有时可触及骨擦音,但畸形不明显。

2. 诊断　患者有明确的外伤史。伤后腕桡侧肿胀,"鼻烟窝"变浅或消失。局部疼痛,尤以桡偏活动时明显。检查时可见"鼻烟窝"部压痛,患者握拳桡倾,沿第1、2掌骨头纵向叩去,可引起疼痛加剧。

腕正侧位及尺侧斜位X射线片,可协助诊断并可明确骨折类型,尤其是尺侧斜位片可以更准确地显示腕舟骨的轮廓。注意腕舟骨骨折的漏诊,如有明显的临床征象,但X射线片表现为阴性者,应2~3周后再摄片对照,因此时骨折端的骨质被吸收,骨折较易显露。或做CT检查,若断端有囊肿变化或骨折面有硬化现象,则提示为陈旧腕舟骨骨折。陈旧腕舟骨骨折应与先天性双手舟骨区别,先天性双手舟骨X射线片上两骨块之间界限清楚,整齐光滑,骨结构正常,多为双侧,必要时可拍摄健侧X射线片对照。

【治疗】

1. 手法复位　腕舟骨骨折很少移位,一般不需要整复。若有移位时,患者取坐位,前臂轻度旋前位,术者一只手握患侧腕上,另一只手拇指置于阳溪穴处,其余四指环握拇指,在牵引下使患腕尺偏,然后以拇指向掌侧、尺侧按压移位的骨折远端,即可复位。

2. 固定方法

(1)"黑玉断续膏"外敷。以塑形夹板固定,要求固定的体位呈握拳状,将患肢固定在功能位腕背伸25°~30°,手向尺侧稍偏位8°~12°,拇指对掌位。固定范围上达前臂远端2/3下达掌横纹,包括拇指的掌骨在内,最好能包括拇指的掌指关节及其近侧指骨。固定时间应根据骨折情况而定,一般骨折4~6周均可愈合,如经检查仍未愈合,可再继续固定2~4周。

(2)手法复位后,骨折端仍有分离移位,可采用手术治疗。①穿针固定。腕舟骨骨折关键在于有效地固定,但其深藏于关节之内,单凭管形石膏是难以完全控制其轻微活动的,故多采用闭合穿针固定。方法:在麻醉、透视和无菌操作下进行,先用前述手法复位,之后选用直径1.0~1.5 mm克氏针,从"鼻烟窝"舟骨结节处进针,向后内沿舟骨长轴钻入固定骨折。外用管形石膏加强固定,效果较好。陈旧腕舟骨骨折,固定4个月至半年仍可愈合,且功能良好,不要轻易进行手术。②对确实不愈合的骨折,可行植骨双螺纹螺钉固定手术治疗:清理折端,取自体髂骨人工骨植入断端,塑形夹板固定,待伤口愈合后外敷"黑玉断续膏",塑形夹板继续固定6~8周。对于开放性骨折,贴敷时需开创,将开放的伤口外露,以便于换药和观察。

3. 功能锻炼　尽早行掌指关节屈伸功能锻炼。

4. 药物治疗　自拟当归汤加减,前期活血化瘀,消肿止痛;中期和营生新,接骨续筋;后期温经通络,补肝肾、壮筋骨,并配以中药外洗。儿童骨折愈合较快,在后期主要采用中药熏洗。

【预防与调护】

腕舟骨骨折易被漏诊或误诊,诊断和治疗的延误可能改变骨折愈合的结果,即使初期X射线片检查可能为阴性,2周后也应复查X射线片。固定期间禁做桡偏活动,注意固定体位的维持,以纠正骨折再移位的倾向。固定时间应考虑骨折部位、类型,腕舟骨骨折一般都可在3个月内获得连接,如果骨端出现囊性疏松现象,则为迟延愈合征象;如分离明显,硬化带出现,则为不愈合征象。由于血运差,迟延愈合及不愈合者并非少见,所以在治疗过程中,不得随意解除固定,直至正斜位 X 射线片证实骨折线消失、骨折已临床愈合,才能解除外固定。

【临床病例】

患者,赵某,男,21 岁,于 2022 年 9 月 22 日上午 11:00 左右在自己家站在人字梯上打扫卫生时因梯子上的绳子断裂,从梯子上跌落摔伤,致左腕关节及左膝肿胀、疼痛伴活动受限,急由家人送至卫生院,经检查后诊断为"左腕舟骨骨折"。左腕关节给予管型石膏固定,给予仙灵骨葆胶囊、阿莫西林胶囊等药物口服,效果不佳。为求中医正骨保守治疗,今由家人送至我院,经门诊检查后以"左腕舟骨骨折、左股骨内髁撕脱骨折"收治入院,发病以来患者神志清,精神欠佳。

查体:患者左腕关节肿胀、疼痛,局部压痛明显,活动时疼痛加重,局部肤色暗红、皮温高,左腕关节活动受限,左上肢末梢循环及感觉尚可,左膝肿胀、疼痛,左膝关节内侧压痛明显,局部肤色暗红、皮温高,活动时疼痛加重,左膝关节活动受限,左下肢末梢循环及感觉尚可。

CR 示:左腕舟骨腰部可见骨质结构断裂,皮质不连续,断端无明显移位,局部软组织影肿胀,余腕关节诸骨未见明显异常改变(图 2-95)。CT 示:左膝关节前软组织影密度增高,膝关节间隙尚好,诸骨结构完整,皮质连续,未见明显骨折样改变。

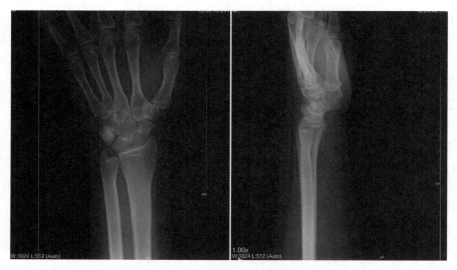

图 2-95　复位前

中医诊断:骨折病;气滞血瘀。

西医诊断:左腕舟骨骨折;左腕关节损伤;左膝关节损伤。

患者入院后给予完善相关检查,给予骨折处"黑玉生骨膏"外敷,夹板固定(图 2-96)。

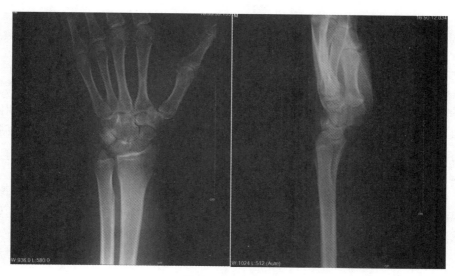

图2-96 固定后

口服当归汤以活血化瘀,消肿止痛。左前臂屈曲悬吊于胸前,卧床休息,骨科护理常规,忌食生冷、辛辣及绿豆。必要时进一步检查及手术治疗。

出院情况:患者神志清,精神可,一般情况可,诉左腕肿痛减轻。查体:左腕膏药外敷良好,夹板固定松紧适中,左掌指功能活动尚可,末梢循环及感觉尚可。

复诊情况:骨折处愈合良好,左腕关节功能活动正常(图2-97)。

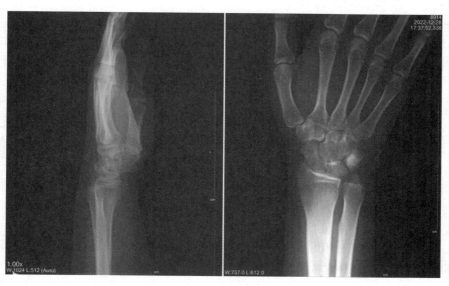

图2-97 愈合后

第十八节 其他腕骨骨折

其他腕骨骨折较少见,除机械扭轧伤外,移位均不明显。

1. 固定方法 一般采用"黑玉断续膏"外敷,掌腕关节"8"字形绷带固定,医用固定带悬吊即可,3~5周去除固定,早期进行功能锻炼。对于开放性骨折,贴敷时需开创,将开放的伤口外露,以便于换药和观察。

2. 功能锻炼 尽早行掌指关节屈伸功能锻炼。

3. 药物治疗 自拟当归汤加减,前期活血化瘀,消肿止痛;中期和营生新,接骨续筋;后期温经通络,补肝肾、壮筋骨,并配以中药外洗。儿童骨折愈合较快,在后期主要采用中药熏洗。

第十九节 手部骨折

手是一个重要的劳动器官,是用以创造世界和创造社会物质财富最根本的工具。手的功能复杂,精细灵巧。某个手指的僵硬,可能要比肩关节、肘关节及上肢骨折的病变还要严重,故对手部骨折的处理必须特别慎重。

手在日常工作和生活劳动中,与外界接触机会最多,故最易受伤。若处理不当,直接影响患者的工作和生活能力的恢复。

在手部损伤的处理中,一般应遵循以下原则。

1. 既要有充分的固定,又要有适当的活动。对受伤的手指,必须给予固定,才能解除疼痛,并有利于骨折的对位和愈合以及创伤的恢复,但也需坚持在有利的和不影响愈合的情况下,进行可能的和必要且适当的功能活动。对未受伤的手指尽量不固定,使之保持指间关节正常活动。

2. 受伤的手指必须固定在屈曲位,有利于骨折的复位和功能的恢复,防止关节挛缩和关节强直在伸直位,给功能恢复造成障碍。再者,指骨骨折多为向前成角和移位,手指固定在屈曲位,可矫正向前的成角畸形,并使骨折端稳定。

3. 每个受伤的手指须在正常的活动范围内坚持自主性功能锻炼,要在可能的情况下,使手指进行完全地伸直或屈曲,切忌任何形式的被动活动。强制性的被动活动反而可能是形成手指关节永久性僵硬的原因之一。

4. 骨折必须正确对线和对位,畸形愈合有碍手指功能的恢复。如手指骨折后在向前成角下畸形愈合,则手指的屈曲功能受限,其受限的程度和成角的程度成正比。骨折的重叠移位,易致肌腱粘连和磨损而影响功能活动。骨折断端间的旋转对位畸形,不但使手指本身的功能受限,同时也影响其他手指的功能。

5. 要重视手指损伤后而引起的反应性水肿,要及时处理,大剂量服用活血利水、通络消肿的中药。因手指持续性肿胀易产生关节僵硬,在服药的同时,要适当进行自主活动锻炼,关键在于"适当",避免强力伸屈。

6. 手指的扭伤可造成关节囊的撕裂,形成指掌关节或指间关节的半脱位和关节边缘的撕脱骨折,应加以制动休息,一般固定 2～3 周后,开始自主功能锻炼,切忌揉按、摇摆患指,或以手触摸揉捏患处,以免形成机化和增生,形成永久性功能障碍。此种损伤恢复较慢,往往需要数月后才能完全恢复。

7. 掌骨骨折一般多向背侧成角移位,应于整复后,将手掌固定在伸直位,以免继续向背侧成角移位。但手指最好不要固定,且应适当活动锻炼。掌骨颈骨折则例外,虽然也是向背侧成角移位,但应固定在掌指关节屈曲90°位置,借用指骨基节基底部将掌骨头推顶向后方,才能保证骨折处的正确对位、对线。

8. 开放性骨折要遵循清创—骨折整复—缝合伤口—固定,或清创—骨折整复—固定—缝合伤口的步骤处理,伤口争取一期缝合。

9. 对手指骨折后的牵引或屈曲固定,都应注意其生理轴线,即将手指的指端指向腕舟骨结节方向,拇指应注意其对掌方向。

10. 手指截除的适应证:①严重的挤压伤。②对于僵直无用的手指,即使是有血供,确定功能不能继续通过锻炼恢复者,也有截除的必要。因为一个僵硬在屈曲或伸直位的手指,反而影响其他手指的功能。但拇指除外,应尽量设法保留其长度,即使僵直,却仍能发挥其重要作用。

▶▶ 一、掌骨骨折

《医宗金鉴·刺灸心法要旨》说:"掌者,手之众指之本也,掌之众骨名壅骨,合凑成掌,非块然一骨也。"故掌骨骨折又名壅骨骨折。掌骨骨折是常见的手部骨折。

掌骨由 5 块短骨组成,上、下两端较粗,上端名基底部,下端名头部,头下较细处,名掌骨颈。第 1 腕掌关节为鞍状关节,可屈伸、内收、外展,活动范围较大。第 1 掌指关节仅能做屈伸活动。第 1 掌骨骨折可分为掌骨颈骨折、骨干骨折、基底部骨折和基底部骨折合并腕掌关节脱位。第 1 掌骨短而粗,活动度较大,第 2、3 掌骨长而细,第 4、5 掌骨短而细。手部的肌肉,肌腱较多,肌肉收缩牵拉作用可影响掌骨骨折的移位。掌骨骨折多见于成人,儿童少见。

(一)第 1 掌骨骨折

第 1 掌骨短而粗,骨折多发生于基底部 1 cm 以上部位,多呈横形,儿童则为骨骺滑脱。由于屈拇长肌、大鱼际肌及内收肌的牵拉,使骨折远段向掌侧及尺侧移位,外展拇长肌将骨折近端向背侧及桡侧牵拉移位,在骨折部形成向背侧及桡侧的成角畸形,致使该指不能进行外展活动。

【病因与分类】

1. 病因　直接暴力与间接暴力均可造成掌骨骨折。第 1 掌骨与第 2～5 掌骨骨折的损伤机制和移位特点有明显差异,第 1 掌骨因骨折部位不同,移位特点亦有不同。根据骨折部位可分为以下 4 类。

(1)掌骨颈骨折　间接暴力和直接暴力均可导致,多数是握拳时外力作用于掌骨头的结果,又名"拳击骨折",以第5掌骨颈骨折多见,其次是第2、3掌骨颈骨折。骨折后由于骨间肌及蚓状肌的牵拉,掌骨头向掌侧倾斜,断端向背侧成角。

(2)掌骨干骨折 单根骨折或多根骨折。多由直接暴力所致,多为横形或粉碎性骨折。扭转传达暴力引起者,多为斜形或螺旋形骨折。骨折后因骨间肌及蚓状肌的牵拉,使骨折多向背侧成角及侧方移位(图2-98)。

(3)掌骨基底部骨折 暴力沿拇指轴向直接作用于掌骨头,撞击大多角骨,应力在第1掌骨基底部集中而发生骨折,骨折多位于第1掌骨基底部远侧1 cm处,不通过腕掌关节,多为横形骨折。骨折远折端由于拇长屈肌、拇短屈肌和拇内收肌的牵拉,而向掌侧、尺侧移位;近折端由于拇长伸肌的牵拉向背侧、桡侧移位;在骨折部形成桡背侧成角(图2-99)。

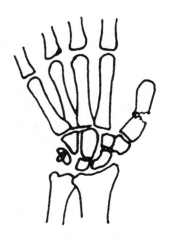
图2-98 中段骨折

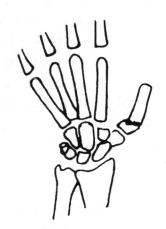
图2-99 基底部骨折向外侧成角

(4)掌骨基底部骨折伴脱位 受伤机制同上,骨折线呈斜形,由掌骨基底内上方斜向外下方通过腕掌关节,近折端位于掌骨基底尺侧关节面,呈三角形骨块,由于囊内掌侧韧带的稳定作用,骨块仍保持原位置。骨折远折端在拇长展肌的无拮抗牵拉下向桡背侧移位,自大多角骨上脱位,形成第1掌骨基底部骨折合并腕掌关节脱位(图2-100)。

2. 分类

(1)按骨折部位分类 ①掌骨颈骨折:多为横形骨折,骨折端向背侧成角移位。②掌骨干骨折:多为横形或粉碎性骨折,折端多向背侧成角移位。③基底部骨折:骨折端多为横形或短斜形,折端向背桡侧突起成角,是最多见的一种骨折。④基底部骨折伴脱位。

(2)按骨折形态分类 ①横形骨折:骨折呈横形,复位后较稳定。②斜形骨折:骨折呈斜形,复位后稳定性差。③粉碎性骨折:骨折端粉碎在3块以上,复位和固定难度较大。

(3)按骨折程度分类 ①无移位骨折:致伤暴力较小,骨折线存在,但无明显移位,较少见(图2-101)。②移位骨折:骨折移位,多向背侧和桡侧成角或移位。③骨折合并脱位:骨折多为斜形,常合并第1掌腕关节脱位。

(4)按软组织损伤程度分类 ①闭合性骨折:骨折端与外界不相通,软组织损伤较轻。②开放性骨折:软组织损伤严重,骨折端与外界相通或外露。

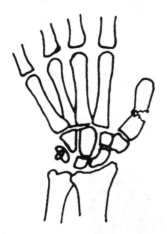
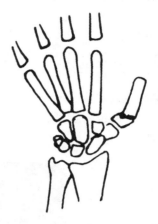

图2-100　基底部骨折伴脱位　　　　　图2-101　基底部无移位骨折

【症状与诊断】

1.症状　肿胀、疼痛、局部压痛、畸形,骨擦感及骨擦音存在,功能障碍或有瘀斑,开放性骨折有伤口或皮肉挫裂。

2.诊断　依据外伤史、临床症状及X射线正、侧、斜位片,可确诊。

【治疗】

1.手法复位　因骨折部皮肉较薄弱,故整复容易,不管哪个部位或何种类型骨折,均采用牵拉推挤复位法。患者取坐位,一助手固定前臂下段,术者一只手持拇指向远端牵拉,另一只手推挤骨折端,使骨折对正复位。开放性骨折按常规顺序处理。

2.固定方法　对于第1掌骨基底部骨折,"黑玉断续膏"外敷,塑形夹板固定。掌骨干骨折,整复后,"黑玉断续膏"外敷,腕部塑形夹板将患拇指及前臂连腕固定,绷带缠绕固定其上,使拇指呈背伸位。不稳定者加以皮肤牵引。若为掌骨颈骨折,整复后,用胶布粘贴固定于掌指关节屈曲90°位,"黑玉断续膏"外敷即可。一般均固定3~5周。对骨折不稳定者,可行经皮穿针固定或指骨牵引术。陈旧骨折影响功能者,宜切开复位或截骨矫形。

3.功能锻炼　指关节功能锻炼一般以自主锻炼为主。

4.药物治疗　自拟当归汤加减,前期活血化瘀,消肿止痛;中期和营生新,接骨续筋;后期温经通络,补肝肾、壮筋骨,并配以中药外洗。儿童骨折愈合较快,在后期主要采用中药熏洗。

(二)第2~5掌骨骨折

【病因与分类】

第2~5掌骨骨折最易发生在掌骨颈部,其次为掌骨干骨折,掌骨基底部骨折少见。

1.病因　直接暴力和间接暴力皆可致伤。

当以拳撞击物体时,掌骨头多可被撞击物体的反作用力致掌骨颈骨折,多为横形骨折。远折端因骨间肌、蚓状肌及屈指肌的牵拉而向掌侧屈曲,断端向背侧突起成角。同时由于背伸肌腱的牵拉,致掌指关节过伸,呈掌指关节半脱位,且手指越伸直,脱位越严重,畸形亦越明显。

由于直接暴力打击或挤压,可致掌骨体骨折,多呈横形或粉碎性骨折。如为旋扭暴力所致掌骨体部骨折,多为斜形或长斜形骨折。折端由于骨间肌和蚓状肌的牵拉,一般多向背侧突起成角移位。

由于直接打砸、挤压,可致掌骨基底部骨折,多为横形骨折或短斜形骨折,移位多不严重(图2-102)。

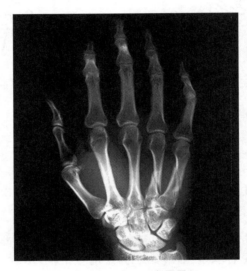

图2-102 第4、5掌骨骨折

2. 分类

(1)按骨折部位分类 ①掌骨基底部骨折:多为横形或短斜形骨折,移位不严重(图2-103)。②掌骨干骨折:骨折位于掌骨干部位,为短斜形、长斜形或横形骨折,多向背侧成角或移位,第5掌骨骨折,则多向背尺侧成角移位(图2-104)。③掌骨颈骨折:骨折位于掌骨颈处,多为横形骨折,折端向背侧突起成角移位,掌指关节呈半脱位状,且多发生于环指与小指(图2-105)。

(2)按骨折形态分类 ①横形骨折:骨折为横形,整复后稳定。②斜形骨折:骨折呈斜形,又可分为长斜形与短斜形骨折,复位后不稳定。③粉碎性骨折:骨折端呈3块以上,复位后不稳定。

(3)按骨折数量分类 ①单一骨折:只有一根掌骨骨折,处理较简单。②多发骨折:两根或两根以上的掌骨同时骨折,处理较为复杂(图2-106)。

(4)按软组织损伤程度分类 ①闭合性骨折:软组织损伤轻,骨折端与外界不相通。②开放性骨折:软组织损伤严重,骨折端与外界相通或外露。

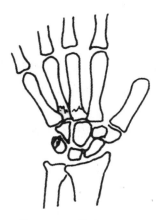

图 2-103 基底部骨折

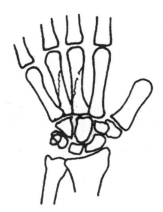

图 2-104 干部骨折

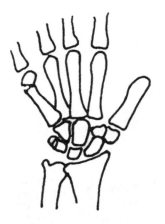

图 2-105 颈部骨折

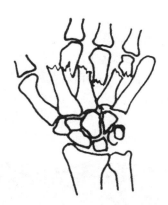

图 2-106 多发骨折

【症状与诊断】

1.症状 手部肿胀、疼痛、压痛,异常活动,骨擦音存在。除无移位骨折外,畸形明显,功能障碍。开放性骨折可有皮肉破裂,骨端外露。

2.诊断 依据外伤史、临床症状,结合 X 射线片可确诊。

【治疗】

1.手法复位 因骨折处于皮下,整复较易,采用牵拉推挤提按复位法。

(1)掌骨基底部骨折 因移位不大,故不需特殊手法进行整复,仅在牵指的情况下,以推按复位即可。

(2)掌骨干骨折 患者取坐位,一助手固定前臂下段,术者一只手持相应的手指,向远端牵拉,另一只手推挤提按骨折端使其复位。

(3)掌骨颈骨折 术者持相应的手指向远端牵拉,一只手持骨折端,先以推挤法矫正侧方移位,再以拇指按压向背侧突起成角移位的折端向前,示指提掌骨头向后,然后捏持骨折端保持对位,同时牵指并使掌指关节屈曲90°,借用指骨基底部,顶推掌骨头向后,才能保证折端对位的稳定度。

(4)开放性骨折　按常规顺序处理。

2.固定方法　①掌骨基底部骨折与掌骨干稳定型骨折:"黑玉断续膏"外敷,用前臂医用固定带悬吊固定。②掌骨干不稳定型骨折:"黑玉断续膏"外敷,塑形夹板加牵引固定后,用前臂医用固定带悬吊。③掌骨颈骨折:"黑玉断续膏"外敷固定。时间均为4～6周。多发性骨折同上。骨折端不稳定者,可行指骨牵引、经皮穿针或手术治疗。

3.手术治疗　手法整复失败者,采用经皮穿针或钢板内固定。

4.功能锻炼　按腕及指关节功能锻炼处理,指关节功能锻炼一般以自主锻炼为主。

5.药物治疗　自拟当归汤加减,前期活血化瘀,消肿止痛;中期和营生新,接骨续筋;后期温经通络,补肝肾、壮筋骨,并配以中药外洗。儿童骨折愈合较快,在后期主要采用中药熏洗。

【临床病例】

患者,曹某,男,36岁,于2017年1月30日在工地上干活时夹伤左手,致左手肿胀、疼痛明显,左手功能障碍。急由家人送至医院行CR检查示:左手第2掌骨骨折、左手第4指骨近节骨折。门诊检查后以"左手第2掌骨骨折;左手第4指骨近节骨折"收治入院。

查体:左手肿胀、疼痛明显,左手功能受限,可见外观畸形,皮肤擦伤,局部皮温高,肤色稍红,压痛剧烈,左掌指活动功能障碍,末梢循环及感觉稍减退。

CR示:左手第2掌骨可见骨质结构断裂,断端成角移位。左手第4指骨近节可见骨质结构断裂,断端向背侧成角移位(图2-107)。

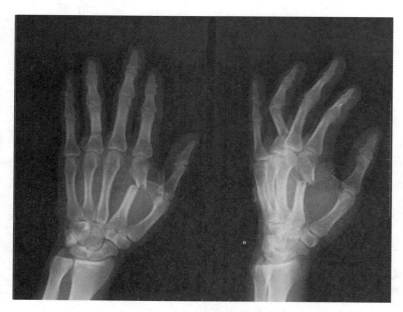

图2-107　骨折复位前

中医诊断:骨折病;气滞血瘀。

西医诊断:左手第2掌骨骨折;左手第4指骨近节骨折;左手挤压伤。

患者入院后给予完善相关检查,在X射线下行李氏正骨手法整复后,骨折处"黑玉生骨膏"外敷,手指皮肤牵引固定(图2-108)。口服当归汤以活血化瘀,消肿止痛。左前臂屈曲悬吊于胸前,卧床休息,骨科护理常规,忌食生冷、辛辣及绿豆。必要时进一步检查及手术治疗。

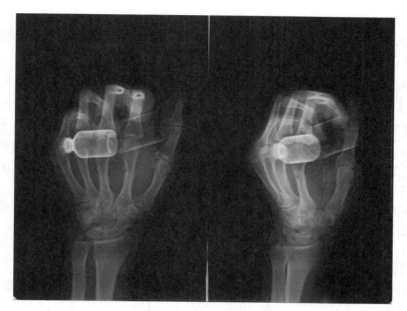

图2-108　复位并牵引固定后

出院情况:患者神志清,精神可,一般情况可,诉左手肿痛减轻。查体:左手膏药外敷良好,左手呈握拳位固定,末梢循环及感觉尚可。

▶▶ 二、指骨骨折

指骨共14块,为短管状骨,每节指骨的近端为基部,远端为头部,基部和头部除末节外,都有关节软骨覆盖,形成关节面。指总伸肌腱附着于末节指骨基底的背侧,指深屈肌腱附着于末节指骨基底的掌侧。远节指骨的掌侧有骨间肌附着,背侧有蚓状肌附着,这些肌肉的牵拉是造成骨折移位的原因之一。

【病因与分类】

1.病因　多为传导暴力引起骨折,直接暴力亦可致伤,骨折多为横形,骨折断端因受肌肉的牵拉而向掌侧成角移位。

2.分类

(1)按骨折部位分类　①近节骨折:多为横形或短斜形骨折,骨折端多向掌侧成角移位。②中节骨折:骨折形态和移位情况同近节骨折。③末节骨折:骨折形态为横形或斜形,骨折端多无移位或移位不大,有时为粉碎性骨折。

(2)按骨折类型分类 ①横形骨折;②斜形骨折;③粉碎性骨折;④撕脱骨折:多位于末节基底部背侧,骨折端为斜形,折片可稍大,也可小如米粒。其中横形较多,斜形次之,粉碎性少见。

(3)按软组织损伤情况分类 ①闭合性骨折:软组织损伤轻,骨折端与外界不相通。②开放性骨折:软组织损伤重,骨折端与外界相通或外露,可合并肌腱断裂。

【症状与诊断】

1.症状 肿胀、疼痛、畸形,骨软及骨擦音具备,功能障碍,开放性骨折有皮肉挫裂和骨端外露,可合并肌腱断裂,伸或屈功能丧失。

2.诊断 依据外伤史、临床症状,结合 X 射线片可确诊。

【治疗】

1.手法复位 采用牵拉推挤屈曲复位法:患者取坐位,一助手固定前臂下段。术者一只手持患指向远端牵拉,另一只手推挤骨折端复位,同时将患指屈曲,屈曲角度的大小以骨折端对位稳定所需的角度为准。末节骨折仅采用推挤即可复位。开放性骨折按常规顺序处理。合并有肌腱损伤者,麻醉清创后做一期缝合。

2.固定方法 近节骨折和中节骨折"黑玉断续膏"外敷,用带纸卷的前臂塑形夹板加皮牵引固定患指于屈曲位。末节骨折一般只需贴敷"黑玉断续膏"固定即可。若为基底部撕脱骨折,"黑玉断续膏"外敷,将末节指间关节用塑形夹板固定于过伸位,同时将中节指间关节固定于屈曲位。固定时间均为 4~6 周。

3.功能锻炼 按腕及指关节功能锻炼处理,指关节功能锻炼一般以自主锻炼为主。

4.药物治疗 自拟当归汤加减,前期活血化瘀,消肿止痛;中期和营生新,接骨续筋;后期温经通络,补肝肾、壮筋骨,并配以中药外洗。儿童骨折愈合较快,在后期主要采用中药熏洗。

【预防与调护】

指骨骨折整复时,必须预防和矫正骨折的成角移位,才能恢复手指的屈曲轴心。整复后对骨折应采取掌背侧有效固定,方可稳定骨折后的良好位置,所以在固定期间,应注意维护固定的体位。固定后要抬高患肢,以利肿胀消退。除患指外,其余未固定手指应经常活动,防止其余手指发生功能障碍。带纸卷的塑形夹板固定时,纸卷的粗细程度应根据需要而定。末节指骨的球部或末端骨折,在愈合过程中,不可能有大量的外骨痂出现,因此在观察 X 射线片时,只要骨折线较为模糊,临床症状已无疼痛,即说明骨折已愈合。不应因看不到明显骨痂即认为骨折尚未愈合而长期进行固定。

第三章　下肢骨折

第一节　股骨颈骨折

股骨颈骨折是指股骨头下至股骨颈基底部的骨折（图3-1）。股骨颈和股骨干之间形成一个角度为内倾角，又称颈干角，正常值在110°～140°。颈干角随年龄的增加而减小，儿童平均为151°，而成人男性为132°，女性为127°。颈干角大于正常值为髋外翻，小于正常值为髋内翻。股骨颈的中轴线与股骨两髁中点间的连线形成一个角度，称前倾角或扭转角，正常在12°～15°。在治疗股骨颈骨折时，必须注意保持正常的颈干角和前倾角，特别是前倾角，否则会遗留髋关节畸形，而影响髋关节的功能。

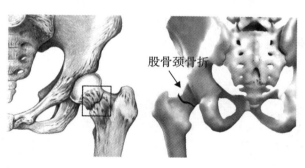

图3-1　股骨颈骨折

股骨头、颈部的血运主要有三个来源：①关节囊的小动脉来源于旋股内动脉、旋股外动脉、臀下动脉和闭孔动脉的吻合部到关节囊附着部，分为骺外动脉、上干骺端动脉和下干骺端动脉，进入股骨颈，供应股骨颈和大部分股骨头的血运。②股骨干滋养动脉仅达股骨颈基底部，小部分与关节囊的小动脉有吻合支。③圆韧带的小动脉较细，仅供应股骨头内下部分的血运，与关节囊小动脉之间有吻合支。此三条血管均比较细小，且股骨头的血液供应主要依靠关节囊和圆韧带的血管。由于股骨头、颈的血运较差，因此，在临床治疗中存在骨折不愈合和股骨头缺血性坏死两个主要问题。股骨颈骨折多发于老年人，女性多于男性，随着人们寿命的延长，发病率日渐增高。

【病因病机】

股骨颈骨折是骨伤科的常见病，好发于60岁以上的老年人。由于股骨颈部细小，处于松质骨和密质骨交界处，负重较大，又因老年人肝肾亏虚，骨质疏松，即使受到较小的直接外力或间接外力,如滑倒时,髋关节旋转内收,臀部着地,便可引起股骨颈骨折;青壮年、儿童股骨颈骨折少见,若发生骨折,则为遭受重大暴力,此种股骨颈骨折患者常合并其他骨折,甚至内脏损伤。股骨颈骨折若按其部位之不同,可分为头下部、颈中部、基底部骨折。

头下部和颈中部骨折的骨折线在关节囊内,故称囊内骨折;基底部骨折因骨折线的后部在关节囊外,故又称囊外骨折。移位多见于囊内骨折,股骨头脱离了来自关节囊及股骨干的血液供应,以致骨折近端缺血,不但骨折难以愈合,而且容易发生股骨头缺血性坏死。股骨颈的骨折线越高,越易破坏颈部的血液供应,因而骨折不愈合、股骨头缺血性坏死的发生率就越高。基底部骨折因骨折线部分在关节囊外,而且一般移位不多,除由股骨干髓腔来的滋养血管的血供断绝外,来自关节囊的血运大多完整无损,供应良好,因此骨折不愈合和股骨头缺血性坏死的发生率较低。

股骨颈骨折按 X 射线片的表现可分为外展型和内收型两种。外展型骨折常在髋关节外展时发生,多为头下骨折,骨折端常互相嵌插,骨折线与股骨干纵轴的垂直线(水平线)所形成的倾斜角(Linton 角)往往小于30°,骨折局部剪切力小,较稳定,血运破坏较少,故愈合率高(图3-2)。内收型骨折常在髋关节内收时发生,多为颈中部骨折,亦可发生在头下部或基底部,骨折线与股骨干纵轴的垂直线所形成的倾斜角,往往在45°左右,颈干角小于正常值。如角度大于70°时,两骨折端往往接触很少,且有移位现象,骨折处剪切力大,极不稳定,血运破坏较大,骨折愈合率低,股骨头缺血性坏死率高(图3-3)。临床上内收型骨折较多见,外展型骨折比较少见。

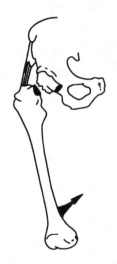 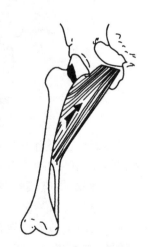

图3-2 股骨颈外展型骨折　　　　　　　图3-3 股骨颈内收型骨折

目前应用较广泛的还有 Garden 分类法,将股骨颈骨折分为不完全骨折(Garden Ⅰ型)、无移位骨折(Garden Ⅱ型)、轻度移位骨折(Garden Ⅲ型)、完全移位骨折(Garden Ⅳ型)四种类型。该分类法有助于指导治疗和判断预后(图3-4)。

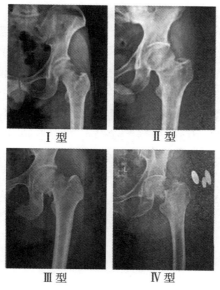

Ⅰ型   Ⅱ型

Ⅲ型   Ⅳ型

图 3-4 骨折 Garden 分类

【诊断】

老年人跌倒后诉髋部疼痛,不敢站立和行走,应首先考虑到有股骨颈骨折的可能。有移位的骨折伤肢外旋、缩短,髋、膝关节轻度屈曲。囊内骨折足外旋 45°～60°,囊外骨折则外旋角度较大,常达 90°,并可扪及大粗隆上移。伤后髋部除有疼痛外,腹股沟附近有压痛,在患肢足跟部或大转子部有叩击痛。局部可有轻度肿胀,但囊内骨折由于有关节囊包裹,局部血液供应较差,其外侧为厚层肌肉,故肿胀瘀斑常不明显,患髋功能障碍,不能站立行走,但有部分嵌入骨折仍可短时站立或跛行。对这些患者要特别注意,不要因遗漏诊断而使无移位的稳定骨折变为有移位的不稳定骨折。髋关节正、侧位 X 射线片可明确骨折部位、类型和移位情况。根据受伤史、临床表现和 X 射线检查可做出诊断。有些股骨颈无移位骨折 X 射线检查未能显示骨折,而临床仍有怀疑者,有条件者可行 CT 检查,能够做出明确的诊断;也可嘱患者卧床休息,1～2 周后再行 X 射线片复查,若有骨折则此时骨折线清晰可见。

【治疗】

应按照骨折的时间、类型和患者的全身情况等决定治疗方案。新鲜无移位骨折或嵌插骨折不需复位,"黑玉断续膏"外敷但患肢应制动。为防止骨折移位,患肢适当外展,并避免外旋,可在患足穿丁字鞋,同时嘱咐患者做到:不盘腿、不侧卧、不下地。患肢也可用皮牵引来对抗髋部肌群的收缩力,并进行踝关节功能锻炼,6～8 周可架双拐或扶行器下床进行不负重活动,每 1～2 个月进行 X 射线片复查,至骨性愈合。股骨头无缺血性坏死现象时,始可弃拐负重行走,一般需 3～6 个月。对不能充分合作的患者,也可上单腿石膏裤固定 2～3 个月。在 3 周以内的股骨颈移位骨折,如无特殊禁忌,目前常用闭合复位,复位后治疗方法同无移位骨折;陈旧股骨颈骨折可采用髋关节重建术或改变下肢负重力线的截骨术,以促进骨折愈合或改善功能。

1.整复标准　解剖复位的 X 射线标准:正位骨折上下骨皮质相对合,压力线(骨小梁)基本对合,侧位头无后仰。功能复位的 X 射线标准:正位骨折上下骨皮质基本对合,但断端间有椭圆形间隙(尚有一定旋转),侧位有 10°～15°前倾角。

2.复位方法

(1)屈髋屈膝法　患者仰卧,助手固定骨盆,术者握其腘窝,并使膝、髋均屈曲 90°,向上牵引,纠正缩短畸形。然后内旋、外展髋关节并伸直下肢,以纠正成角畸形,并使骨折面紧密接触。复位后可做手掌试验,如患肢外旋畸形消失,表示已复位(图 3-5)。

(2)牵引复位法　为了减少对软组织的损伤,保护股骨头的血运,目前多采用骨牵引逐步复位法,牵引重量 4～8 kg,牵引方向应与股骨头方向一致,一般情况下 1 周可得到满意复位。若经骨牵引 1 周左右仍未复位,可采用上述手法整复剩余的轻度移位(图 3-6)。

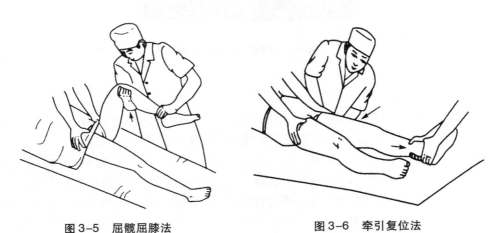

图 3-5　屈髋屈膝法　　　　　　　　　图 3-6　牵引复位法

3.固定方法　无移位或嵌插骨折,可让患者卧床休息,将患肢置于外展、膝关节轻度屈曲、足中立位。为防止患肢外旋,可在患足穿一带有横木板的丁字鞋。亦可用轻重量的皮肤牵引固定 6～8 周。在固定期间应嘱咐患者做到"三不":不盘腿,不侧卧,不下地负重。有移位的新鲜股骨颈骨折,可采用股骨髁上骨牵引,如无特殊禁忌证,可用多根钢针或螺纹钉内固定治疗。

4.功能锻炼　固定期间应积极进行患肢股四头肌的收缩活动,以及踝关节和跖趾关节的屈伸功能锻炼,以防止肌肉萎缩、关节僵硬及骨质疏松现象。解除固定和牵引后给予中药外洗,逐渐加强患肢髋、膝关节的屈伸活动,避免髋内翻或外旋。待骨折愈合后方可离床进行负重活动。

5.药物治疗　早期宜活血化瘀,消肿止痛,方用"当归活血汤"加减。若有大便秘结、脘腹胀满等症,可酌加枳实、大黄等通腑泄热。中期宜舒筋活络,补养气血。后期宜补益肝肾,强壮筋骨。

6. 手术治疗　对于老年人无移位的股骨颈骨折,由于有再移位的风险,一般在患者全身状态允许的情况下均应尽早行三枚松质骨螺钉或空心钉内固定,使患者能够早期活动和负重行走,避免由于长期卧床带来的并发症,如坠积性肺炎、压疮、静脉血栓及尿路感染等。对于老年人移位型股骨颈骨折,如果患者全身状况良好,股骨颈后方无粉碎,骨质疏松不严重,可在闭合复位满意的情况下用三枚松质骨螺钉或空心钉固定,或行人工假体置换术。

【预防与调护】

固定期间应注意预防长期卧床的并发症,加强护理,防止发生压疮,并经常扩胸,鼓励患者咳嗽、排痰,以防发生坠积性肺炎。伤后数天疼痛减轻后,应行患肢屈伸活动,但要防止内翻或外旋。有20% ~30%的患者可有骨折不愈合及股骨头坏死。因此,对该骨折的治疗仍有不少问题,亟待进一步研究解决。

【临床病例】

患者,吕某,男55岁,以"外伤致左髋肿痛、畸形、活动受限21 h"为主诉就诊。现病史:患者21 h前在新兴路骑电车时由于路滑不慎摔倒,当时左髋部疼痛,未重视,回家休息。今日因疼痛加重,不能站立、行走,来我院就诊,门诊检查后以"左股骨颈骨折"收治入院进一步检查治疗。发病来,患者神志清,精神差,表情痛苦。否认既往病史。左髋关节疼痛、肿胀明显,外观畸形,局部皮温高、肤色红、压痛明显、叩击痛阳性,可闻及骨擦音,左下肢较右下肢短缩2 cm,左髋关节屈伸功能障碍,末梢循环尚可。CR:右侧股骨颈头下处可见骨质结构断裂,皮质不连续,断端向上移位,且见碎骨片影,颈干角明显缩小,髋关节周围软组织肿胀,积液形成(图3-7)。

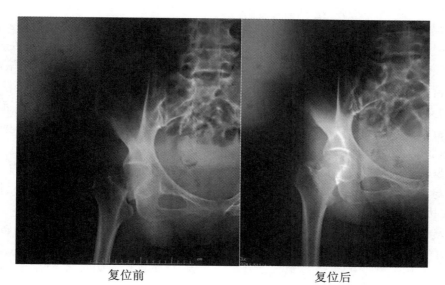

复位前　　　　　　　　　　　　　复位后

图3-7　复位前后对比

第二节 股骨转子间骨折

股骨转子间骨折是指发生在股骨大小转子之间的骨折,又称股骨粗隆间骨折。股骨转子间骨折是老年人常见的骨折,与股骨颈骨折相比,股骨转子间骨折发病率较低,但平均发病年龄却偏高。在临床治疗中主要的问题有长期卧床引起的并发症和髋内翻畸形。卧床并发症严重者可导致死亡,髋内翻畸形可引起跛行。因此在骨折治疗的同时,更应注意预防、治疗并发症(图3-8)。

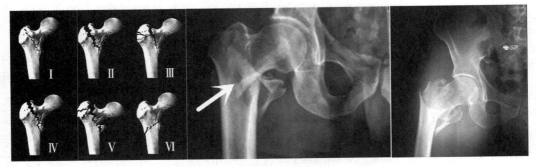

图3-8 常见的股骨转子间骨折

【病因病机】

发病原因及受伤机制与股骨颈骨折相同。因转子部骨质疏松,故多为粉碎性骨折。与股骨颈骨折不同,转子间骨折部位血运丰富,很少发生骨折不愈合及股骨头缺血性坏死。根据骨折线的方向和位置,临床上可分为三型:顺转子间型、反转子间型、转子下型。

1. 顺转子间骨折 骨折线自大转子顶点开始,斜向内下方行走,达小转子部。根据暴力的情况不同,小转子或保持完整,或成为游离骨片,但股骨上端内侧的骨支柱保持完整,骨的支撑作用还比较好,髋内翻不严重,移位较少,远端因下肢重量而轻度外旋。粉碎性骨折则小转子变为游离骨块,大转子及其内侧骨支柱亦破碎,髋内翻严重,远端明显上移,患肢呈外旋短缩畸形。

2. 反转子间骨折 骨折线自大转子下方斜向内上方行走,达小转子的上方。骨折线的走向与转子间线或转子间嵴大致垂直。骨折近端因外展肌与外旋肌的收缩而外展、外旋,远端因内收肌与髂腰肌的牵引而向内、向上移位。

3. 转子下骨折 骨折线经过大小转子的下方。其中,顺转子间粉碎性、反转子间骨折及转子下骨折者,均属不稳定骨折。

目前常用的分型方法还有 Evans-Jeasen 分型,将股骨转子间骨折分为稳定骨折、欠稳定骨折和不稳定骨折。该分型主要考虑到骨折后的初始稳定性,以及复位后的稳定与否,有助于指导治疗和判断预后(图3-9)。

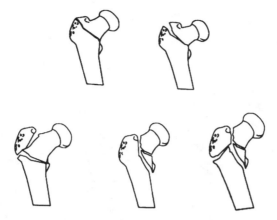

图 3-9 转子间骨折 Evans-Jeasen 分型

【诊断】

伤后局部疼痛、肿胀明显,患者不能站立或行走,患肢明显短缩、内收、外旋畸形。髋关节正、侧位 X 射线片可明确骨折的部位、类型和移位情况。根据受伤史、临床表现和 X 射线检查可做出诊断。股骨转子间骨折和股骨颈骨折均多发于老年人,临床表现和全身并发症也大致相仿。但股骨转子部血运丰富,肿胀明显,有广泛的瘀斑,压痛点多在大转子处,预后良好;而股骨颈骨折瘀肿较轻,压痛点在腹股沟中点,囊内骨折愈合较难。

【治疗】

1. 整复标准　重点要恢复颈干角(135°),以维持下肢长度。

2. 整复方法　无移位骨折无须整复,有移位骨折应采用手法(与股骨颈骨折手法相同)整复,亦可先行骨牵引 4~8 kg,待 3~4 d 缩短畸形矫正后,用手法将患肢外展、内旋,以矫正髋内翻和外旋畸形。

3. 固定方法　无移位的骨折采用丁字鞋固定,患肢置于外展中立位;移位不多的稳定骨折,皮牵引 3~5 周,牵引重量 2~3 kg,患肢置于外展中立位;有移位的骨折采用持续牵引与夹板相结合,牵引重量为 6~8 kg,固定患肢于外展中立位 6~8 周。年事较高的不稳定骨折,患者不能忍受长期卧床或骨牵引治疗,可采用手法复位后髋关节支具固定。不易复位的骨折可切开复位固定。陈旧骨折鲜有手术适应证,特别是老年人,即使有髋内翻畸形也不可手术。对个别髋内翻严重的青壮年患者,可考虑粗隆下楔形外展截骨术。

4. 功能锻炼　固定期间,可适当坐起,但不盘腿、不侧卧、不下地。应鼓励患者早期在床上进行全身锻炼,嘱患者每天做踝关节屈伸运动与股四头肌收缩锻炼。解除固定后,给予中药外洗,并在床上做髋、膝关节的功能活动,以后可扶双拐做不负重步行锻炼,待 X 射线片证实骨折愈合后方可逐步负重。

5. 药物治疗　根据骨折三期辨证药,早期尤应注意采用活血化瘀、消肿止痛之品,对年老体衰、气血虚弱者,不宜重用桃仁、红花之类,宜用三七、丹参等活血止痛之品,使瘀血去又不伤气血。后期宜补气血、壮筋骨,可内服当归汤、逐瘀接骨丸、双香通络丸等。局部瘀肿明显者,可外敷消肿止痛膏,肿胀消退后可外敷"黑玉断续膏"。

6.手术治疗 少数不稳定骨折者宜长期卧床,或经手法复位而不理想者,可选择手术内固定方法(图3-10)。

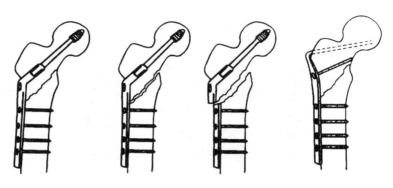

图3-10 股骨转子间的固定

【预防与调护】

早期护理重点在于预防心力衰竭、脑血管意外及静脉栓塞,故应及时观察生命体征的变化。在牵引期间,应防止发生坠积性肺炎、压疮及泌尿系统感染等并发症。保持病房空气流通,鼓励患者深呼吸,并经常拍背,进行骶尾部按摩。将患肢保持在外展中立位,防止内收和外旋。

从整体来看,老年患者长期卧床易发生多种并发症。但从局部来看,预后是好的,很少发生骨折不愈合或股骨头缺血性坏死。唯独不稳定骨折常导致髋内翻畸形,使大粗隆上移,臀肌松弛,患肢短缩,出现跛行。总之,该骨折的预后比股骨颈骨折要好得多。

第三节 股骨干骨折

股骨干骨折是指股骨小转子下2～5 cm至股骨髁上2～5 cm之间的股骨骨折。股骨是人体中最长的管状骨,股骨干有一个轻度向前外的弧度,有利于股四头肌发挥其伸膝的作用。股骨干表面光滑,后面有一条隆起的粗线,称为股骨脊,是肌肉附着处。股骨干的皮质厚而致密,骨髓腔略呈圆形,上中1/3内径大体一致,下1/3内径较膨大。股骨干周围由三个肌群包围,其中以股神经支配的前侧伸肌群(股四头肌)为最大,由坐骨神经支配的后侧屈肌群(腘绳肌)次之,由闭孔神经支配的内收肌群最小。坐骨神经和股动脉、股静脉,在股骨下1/3处紧贴着股骨下行至腘窝部,若此处发生骨折,最易损伤血管和神经。股骨干骨折多见于儿童及青壮年,男性多于女性。

【病因病机】

股骨干骨折多数由强大的直接暴力所致,如打击、挤压等,多引起横形或粉碎性骨折;少数由间接暴力所致,如杠杆作用、扭转作用、高处跌落等,多引起斜形或螺旋形骨折。儿童的股骨干骨折可发生不完全或青枝骨折。成人股骨干骨折后,内出血可达500～1 500 mL,严重者可能出现休克。由挤压伤所致的股骨干骨折,有引起挤压综合征的危险。下1/3骨折易损伤大血管。股骨干骨折多由强大暴力所造成,骨折后断端移位明显,软组织损伤较为严重,骨折移位的方向,除受外力和肢体重心的影响外,主要是受肌肉牵拉所致。

　　1.股骨干上1/3骨折　骨折近端因受髂腰肌、臀中肌、臀小肌以及其他外旋肌群的牵拉,发生外展、外旋移位,骨折远端由于内收肌群作用则向后、向上、向内移位(图3-11)。

　　2.股骨干中1/3骨折　骨折端移位无一定规律性,依暴力方向而定,大部分断端重叠,若骨折端尚有接触而无重叠时,由于内收肌群的作用骨折端向前外成角(图3-12)。

　　3.股骨干下1/3骨折　因膝后方关节囊及腓肠肌的牵拉,骨折远端往往向后移位。严重者,骨折端有损伤腘动、静脉及坐骨神经的危险(图3-13)。

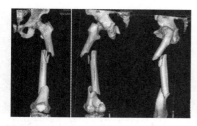 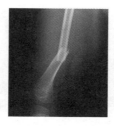 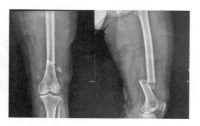

图3-11　股骨干上1/3骨折　　图3-12　股骨干中　　图3-13　股骨干下1/3骨折
　　　　　　　　　　　　　　　　　　1/3骨折

【诊断】

　　伤后局部肿胀、疼痛、压痛、功能丧失,出现短缩、成角或旋转畸形,有异常活动,可扪及骨擦感。严重移位的股骨干下1/3骨折,在腘窝部有巨大的血肿,小腿感觉和运动障碍,足背动脉、胫后动脉搏动减弱或消失,末梢循环障碍,应考虑有血管、神经的损伤。损伤严重者,由于剧痛和出血,早期可合并外伤性休克。严重挤压伤、粉碎性骨折或多发性骨折,可发生挤压综合征和脂肪栓塞综合征。大腿正、侧位 X 射线片可显示骨折的部位和移位情况。根据受伤临床表现和 X 射线检查可做出诊断。

【治疗】

　　处理股骨干骨折,应注意患者全身情况,积极防治外伤性休克,重视对骨折的急救处理,现场严禁脱鞋、脱裤或不必要的检查,应用简单而有效的方法给予临时固定,急速送往医院。股骨干骨折的治疗采用非手术疗法,多能获得良好的效果。但因大腿的解剖特点是肌肉丰厚、拉力较强,骨折移位的倾向力大,在采用手法复位、夹板固定的同时需配合短期的持续牵引治疗。必要时,还需切开复位内固定。

　　1.整复方法　患者取仰卧位,一助手固定骨盆,另一助手握小腿上段,顺势拔伸。并徐徐将伤肢屈髋屈膝各90°沿骨纵轴方向用力牵引,矫正重叠移位后,再按骨折的不同部位分别采用下列手法。

（1）股骨干上 1/3 骨折　将伤肢外展并略加外旋,然后术者一只手握折端向后挤压、另一只手握住远折端由后向前端提。

（2）股骨干中 1/3 骨折　将伤肢外展,术者以手自断端的外侧向内按压,然后以双手在断端前、后、内、外夹挤。

（3）股骨干下 1/3 骨折　在维持牵引下,膝关节徐徐屈曲,并以紧挤在腘窝内的双手作支点将骨折远端向近端提按、推挤。

对于成年人或较大年龄儿童的股骨干骨折,特别是对粉碎性骨折、斜形骨折或螺旋形骨折,多采用较大重量的骨骼牵引逐渐复位,只要牵引方向和牵引重量合适,往往能自动得到良好的对位,无须进行手法复位。3～5 d 后经 X 射线床头透视或摄片,骨折畸形已纠正,可逐步减轻牵引重量。若为横形骨折仍有侧方移位者,可施行挤按手法或放置加压垫以矫正侧方移位。粉碎性骨折可用四面挤按手法,使碎片互相接近,斜形骨折如两斜面为背向移位时,可用回旋手法使远端由前或由后绕过对面。粉碎性骨折因愈合较慢,牵引时间可适当延长。

2. 固定方法

（1）夹板固定　骨折复位后,在维持牵引下,根据上、中、下不同部位放置加压垫,防止骨折的成角和再移位。股骨干上 1/3 骨折,应将加压垫放在近端的前方和外方;股骨干中 1/3 骨折,把加压垫放在骨折线的外方和前方;股骨干下 1/3 骨折,把加压垫放在骨折近端的前方。再按照大腿的长度放置 4 块夹板,后侧夹板上应放置一较长的塔形垫,以保持股骨正常的生理弧度。然后用 4 条布带捆扎固定。

（2）持续牵引　由于大腿部肌肉丰厚,肌力强大,加之下肢杠杆力量强,对骨折施行手法复位夹板固定术后,仍有可能使已复位的骨折端发生成角甚至侧方移位。因此,还应按照患者年龄、性别、肌力的强弱,分别采用持续皮肤牵引或骨牵引,才能维持复位后的良好位置。皮肤牵引适用于儿童和年老、体弱的人群,骨骼牵引适用于下肢肌肉比较发达的青壮年或较大年龄的儿童。儿童牵引重量约为体重的 1/6,时间 3～4 周;成人牵引重量约为体重的 1/7,时间 8～10 周。1 周后行床边 X 射线片复查,如骨折对位良好,即可将牵引的重量逐渐减轻至维持重量,一般成人为 5 kg 左右,儿童为 3 kg 左右。在维持牵引的过程中,应注意调整牵引的重量和方向,检查牵引装置,保持牵引效能,防止过度牵引,以达到维持骨折良好对位、对线的目的。股骨干骨折常用的持续牵引方法有以下 4 种。

1）垂直悬吊皮肤牵引:适用于 2 岁以内的儿童。此法是把患肢和健肢同时用皮肤牵引向上悬吊,用适当的重量悬起,以臀部离开床面一拳之距为宜,依靠体重作对抗牵引。如果臀部接触床面,说明牵引重量不够,要重新调整重量,使臀部离开床面。牵引期间要注意双下肢血液循环情况。此法患儿能很快地适应,对治疗和护理都比较方便。一般牵引 2～3 周后,骨折均可获得良好的愈合。

2）皮肤牵引:适用于小儿或年老、体弱的人。用胶布贴于患肢内、外两侧,再用绷带裹住,骨性突起处放置防压垫。将患肢放置在牵引架(托马氏架)上。4～8 岁的患儿牵引重量为 2～3 kg,时间为 3～4 周;成人为 1/12～1/7 体重,一般以不超过 5 kg 为宜,时间为 8～10 周。用皮肤牵引时应经常检查,以防胶布滑落而失去牵引作用。

3)骨骼牵引:较大儿童及成人采用骨骼牵引,并将患肢放在布朗架上,按部位不同,可采用股骨髁上牵引、股骨髁牵引或胫骨结节牵引。

①股骨髁上牵引:适用于中1/3骨折,或远折端向后移位的下1/3骨折。中1/3骨折应置患肢于外展内旋中立位,下1/3骨折应置患肢于屈髋屈膝内旋中位。②股骨髁牵引:适用于上1/3骨折和远侧骨折端向后移位的下1/3骨折,将患肢置于屈髋屈膝中立位。③胫骨结节牵引:适用于上1/3骨折和骨折远端向前移位的下1/3骨折,患肢置于屈髋外展位。较大的儿童不宜在胫骨结节部穿针,应于胫骨结节向下2~3 cm处穿针。

4)外固定器固定:适用于各种不稳定股骨中段骨折,临床中较常用多侧功能外固定器。

3.功能锻炼 较大儿童、成人患者的功能锻炼应从复位后第2天起,开始练习股四头肌收缩及踝关节、跖趾关节屈伸活动。如小腿及足出现肿胀可用针灸或刺络放血。从第3周开始,直坐床上,用健足蹬床,以两手扶床练习抬臀,使身体离开床面,以达到髋、膝关节开始活动的目的。从第5周开始,两手扶吊杆,健足踩在床上支撑,收腹、抬臀使臀部完全离床,使身体、大腿、小腿呈一平行线,以加大髋、膝关节活动范围,经X射线摄片或透视复查,骨折端无变化并有骨痂生成,可从第7周扶床站立,解除固定后对上1/3加用外展夹板,防止内收成角,在床上活动1周可扶双拐下地做患肢不负重的步行锻炼。当骨折端有连续性的骨痂时,患肢可循序渐进地增加负重。经观察证实骨折端稳定,可改用单拐。1~2周后再弃拐行走。此时再拍摄X射线片,若骨折愈合较好,方可解除夹板固定。

4.药物治疗 按骨折治疗三期辨证用药,早期可服当归汤加减,中期服逐瘀接骨丸(汤),后期服双香通络丸(汤)。

5.手术治疗 股骨干骨折经过非手术治疗,一般都能获得满意的效果。但有以下情况者可考虑手术切开复位内固定:①严重开放性骨折早期就诊者;②合并有神经、血管损伤,需手术探查及修复者;③多发性损伤,为了减少治疗中的矛盾,便于治疗者;④骨折断端间嵌夹有软组织者。常用的手术方法有接骨板固定和髓内针固定两大类,上、中1/3骨折,多采用髓内针,下1/3骨折多采用接骨板。手术治疗有可能发生感染、骨痂生长慢、股四头肌粘连、骨折愈合时间偏长的缺点,所以必须严格掌握手术适应证(图3-14)。

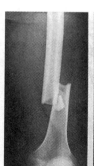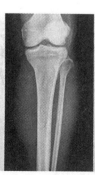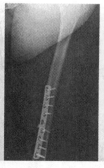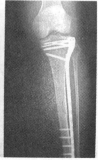

图3-14 股骨干骨折及术后

【预防与调护】

骨折持续牵引时,要注意牵引重量的调整、牵引力线的方向、夹板位置及扎带的松紧度。将患肢放置在牵引架上,要注意股四头肌和踝、趾关节的功能锻炼,并防止皮肤发生压疮。

【临床病例】

患者,何某,男,47岁,以"外伤致左大腿肿痛、畸形、活动受限2 h"为主诉就诊。患者2 h前在家不慎从平房上摔倒在地,当时左大腿疼痛、肿胀,不能站立、行走,由急救车接回我院,门诊检查后以"左股骨干骨折"收治入院进一步检查治疗。发病来,患者神志清,精神差,表情痛苦。左大腿疼痛、肿胀明显,外观畸形,局部皮温高、肤色红、压痛明显、叩击痛阳性,左髋关节及左膝关节屈伸活动明显受限,末梢循环尚可。CR示:左股骨中下段可见骨质结构断裂,皮质不连续,断端明显成角(图3-15)。

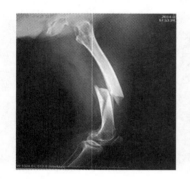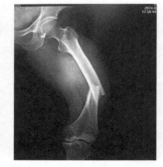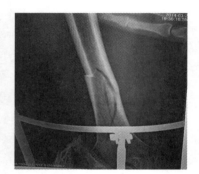

图3-15　股骨干骨折及牵引固定后

第四节　股骨髁上骨折

股骨髁上骨折是指股骨下端腓肠肌起始点上2~4 cm范围内的骨折(图3-16)。青壮年多见。

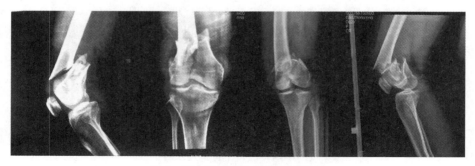

图3-16　股骨髁上骨折常见类型

【病因病机】

多由高处跌下,足部或膝部着地,间接暴力所引起,也可因直接暴力打击所造成。此外。若膝关节强直、失用性骨质疏松,更容易因外力而发生股骨髁上骨折。

股骨髁上骨折可分为屈曲型、伸直型,一般以屈曲型多见。屈曲型骨折远端向后侧移位,骨折呈横形或斜形,骨折线由后上斜向前下方,骨折远端因受腓肠肌的牵拉和关节囊的紧缩,而向后移位,容易压迫或损伤腘动、静脉和神经(图3-17);伸直型骨折,远端向前移位,骨折线从前上斜向后下(图3-18)。

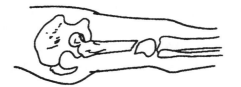

图3-17　屈曲型股骨髁上骨折

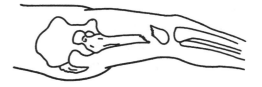

图3-18　伸直型股骨髁上骨折

【诊断】

临床表现与股骨干下1/3骨折相类似,检查时应注意防止膝关节过伸而造成血管、神经损伤。若局部出现较大血肿,且胫后动脉、足背动脉脉搏减弱或消失时,应考虑为腘动脉损伤。膝关节正、侧位X射线片可确定骨折类型和移位情况。

【治疗】

1. 整复标准　股骨髁上骨折整复标准是侧方移位完全矫正,力线好,无成角,无旋转。

2. 整复方法　对青枝骨折或无移位的骨折,应先用"黑玉断续膏"外敷,然后再用夹板外固定。前侧板下端至髌骨上缘,后侧板的下端至腘窝中部,两侧板以带轴活动夹板超膝关节固定,小腿部的固定方法与小腿骨折相同,膝上以4根布带固定,膝下亦以4根布带固定。有移位的屈曲型骨折可采用股骨髁部克氏针做骨牵引;伸直型骨折则采用胫骨结节牵引。骨牵引后配合手法即可复位,整复时要注意保护腘窝神经、血管,用力不宜过猛,复位困难者,可加大牵引重量后整复。骨折对位后局部用"黑玉断续膏"外敷,夹板固定,两侧板的下端呈叉状,骑在克氏针上。若用上述方法仍不能复位或合并腘动、静脉损伤和压迫者,考虑手术探查、切开整复内固定。

3. 功能锻炼　与股骨干骨折基本相同,但因骨折靠近关节,易发生膝关节功能受限,所以应尽早进行股四头肌锻炼和关节屈伸功能锻炼。5~7周后解除牵引,改用超膝关节夹板固定,直至骨折愈合。

4. 药物治疗　按骨折三期辨证施治。由于股骨髁上骨折邻近膝关节,为了防止关节僵硬,解除夹板固定后应用中药熏洗并结合松解手法,以促进功能恢复。

【预防与调护】

固定期间应仔细检查足趾末梢血运和活动功能情况。若胫后动脉、足背动脉脉搏减弱或消失时,应考虑为腘动脉损伤;若足部活动功能障碍,应考虑为坐骨神经或其分支损伤。需及时调整牵引重量、牵引力线的方向、夹板位置及扎带的松紧度,若症状未缓解,应考虑手术探查。

第五节　股骨髁间骨折

股骨髁间骨折为关节内骨折。股骨髁部是股骨下端膨大处,分为内髁及外髁,其间为髁间窝。股骨髁下方与胫骨平台形成关节,前方与髌骨形成股髌关节。后方为腘窝,有腘动脉、腘静脉、胫神经、腓总神经等重要组织。周围有前后交叉韧带、内外侧副韧带及大腿和小腿重要肌肉的附着点。其解剖结构复杂,并发症多,复位要求高,若治疗不得当,其效果常常不理想。股骨髁间骨折是膝部较严重的损伤,多见于青壮年男性(图3-19)。

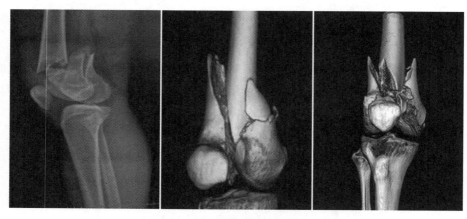

图3-19　常见股骨髁间骨折

【病因病机】

股骨髁间骨折的病因病机与股骨髁上骨折相类似,多因自高处坠下,足部触地,先发生股骨髁上骨折,如暴力继续传递,骨折近端嵌插于股骨两髁之间,将股骨髁劈开分为内外两块,成为"T"形或"Y"形骨折,故多严重移位。单髁骨折多由侧方挤压损伤导致,髁间骨折多为关节内骨折,"T"形和"Y"形最多见,往往移位明显。如复位不满意,可引起创伤性关节炎或关节僵硬。

【诊断】

股骨髁间骨折关节腔常有大量积血,肿胀、疼痛、畸形、活动受限、膝关节不稳定,有骨擦音。X射线可确诊骨折及其类型。类型与股骨髁上骨折基本相同,注意有无合并血管、半月板、韧带、神经损伤,膝关节X射线片可明确诊断。

【治疗】

治疗股骨髁间骨折,应保证达到良好的对位,关节面光滑完整,才能有效地恢复关节的功能和防止发生创伤性关节炎。整复前应先给予"黑玉断续膏"外敷,夹板外固定,胫骨结节牵引,待肿胀消退后采用挤压手法,使骨折块复位。对内外两髁分离者,可采用克氏针牵引;无明显移位者,用胫骨结节牵引,再施以"黑玉断续膏"外敷,然后施行超膝关节夹板固定(固定方法同股骨髁上骨折)。在牵引期间应练习股四头肌舒缩活动,5~7周后解除牵引,给予中药外洗,指导患者不负重步行锻炼和关节屈伸活动。骨折愈合后再负重行走。骨折块有明显移位,手法整复不能达到圆满复位者,应施行切开复位内固定术。

【预防与调护】

同股骨髁上骨折。

第六节　髌骨骨折

髌骨系人体中最大的籽骨,呈倒三角形,底边在上而尖端在下。股四头肌腱连接髌骨上部,并跨过其前面,移行为髌韧带止于胫骨结节。髌骨有保护膝关节稳定、增强股四头肌力量的作用。髌骨骨折多见于成年人和老年人,儿童极为少见(图3-20)。

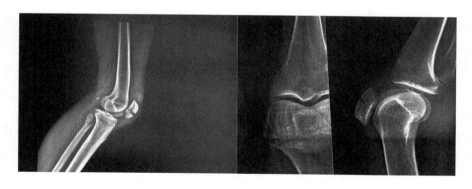

图3-20　髌骨骨折无移位

【病因病机】

多由直接暴力或间接暴力所造成,以后者多见。直接暴力所致者,髌骨多呈粉碎性骨折。髌骨两侧的股四头肌筋膜及关节囊一般尚完整,对伸膝功能影响较小;间接暴力所致者,由于膝关节在半屈曲位时跌倒,为了避免倒地,股四头肌强力收缩,髌骨与股骨滑车顶点密切接触成为支点,髌骨受到肌肉强力牵拉而骨折,骨折线多呈横形。髌骨两旁的股四头肌筋膜和关节囊破裂,两骨块分离移位,如不正确治疗,可影响伸膝功能。

【分类】

骨折类型可分为:无移位骨折和移位骨折。

移位骨折又分为:①中段横形骨折(图 3-21);②下段骨折;③粉碎性骨折(图 3-22);④上段骨折;⑤纵形骨折(图 3-23);⑥边缘骨折。

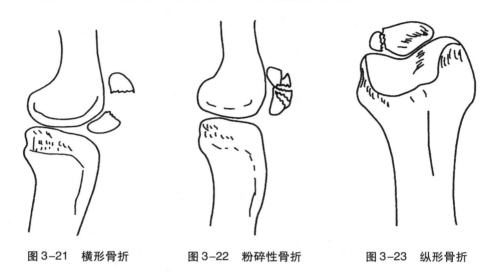

图 3-21　横形骨折　　　　图 3-22　粉碎性骨折　　　　图 3-23　纵形骨折

【诊断】

局部疼痛、肿胀,膝关节不能自主伸直,常有皮下瘀斑及膝部皮肤擦伤。有分离移位时,可以摸到凹下呈沟状的骨折断端,可有骨擦音或异常活动。膝关节正、侧位及轴位 X 射线片可明确骨折的类型和移位情况。根据受伤史、临床表现和 X 射线检查可做出诊断。

【治疗】

治疗髌骨骨折,要求恢复伸膝装置的功能,并保持关节面的完整光滑,防止创伤性关节炎的发生。无移位的髌骨骨折、移位不大的裂纹骨折、星状骨折,可采用膏药外敷和叠瓦式布带固定,使膝关节处于伸直位;横形骨折若移位在 1 cm 以内者,可采用手法整复,膏药外敷,超膝夹板固定。如移位较大,手法整复有困难或骨折端有软组织嵌入者,可采用切开复位,用抓髌器或张力带固定。若骨折端有软组织嵌入则需切开复位内固定。

1.整复标准　本病属关节内骨折,整复要求解剖对位,关节面平整,以及股四头肌腱膜和关节囊的良好修复。

2.整复方法　患者平卧,术者以一只手拇指及中指先捏挤远折端向上推,并固定之,另一只手拇指及中指捏挤近折端上缘的内外两角,向下推挤,使骨折近端向远端对位。复位后,施以"黑玉断续膏"外敷,夹板外固定。

3.固定方法　抱膝圈固定法:用铅丝做一个较髌骨略大的圆圈,铅丝外缠以较厚的纱布绷带,并扎上 4 条布带,复位满意后外敷消肿膏药,抱膝圈固定。固定时间一般为4周。

4.功能锻炼 在固定期间应逐步加强股四头肌舒缩活动;解除固定后,应逐步进行膝关节的屈伸锻炼。但在骨折未达到临床愈合之前,注意勿过度屈曲,以免将骨折处重新拉开。

5.药物治疗 髌骨骨折早期瘀肿非常明显,应重用当归汤以活血祛瘀、利水消肿,中期应用接骨续筋、通利关节之品,后期服补肝肾、壮筋骨的药物,解除固定后应用中药熏洗。

6.手术治疗 髌骨骨折移位明显,手法复位失败,或骨折端有软组织嵌入,或多块骨折者,可考虑手术切开复位,选用丝线荷包缝合、钢丝张力带或髌骨爪等内固定(图3-24)。对于严重粉碎性骨折,难以复位者,可根据患者的具体情况做髌骨部分切除术或切除术。

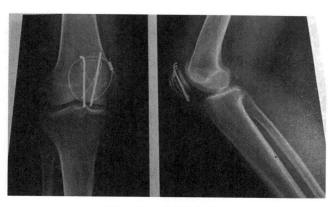

图3-24 髌骨骨折术后

【预防与调护】

注意调整抱膝圈扎带的松紧度或抓髌器螺旋盖的压力,松则不能有效地维持对位,紧则抱膝圈影响肢体的血循环。骨折未达临床愈合之前,注意勿过度屈曲膝关节。

【预后】

髌骨骨折常见的合并症有延迟愈合及不愈合、股四头肌萎缩或肌力减退、膝关节功能受限、创伤性关节炎、肌腱骨化、畸形愈合、髌骨软化症等。

第七节 胫骨平台骨折

胫骨上段的扩大部分,分为内侧髁和外侧髁,平坦的关节面称为胫骨平台,故胫骨髁骨折又称胫骨平台骨折,本病多发生于青壮年(图3-25)。

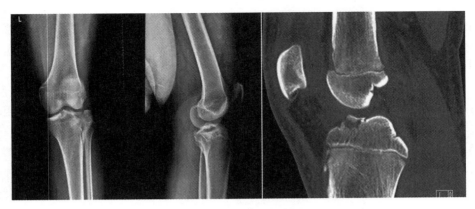

图3-25　胫骨平台骨折

【病因病机】

多由高处跌下,足底触地产生传达暴力所致,若两髁受力不均等时,受力较大的一侧发生骨折;若内外两侧髁所受压力相等时,则两侧髁同时发生骨折;膝关节过度外翻或内翻时亦可造成胫骨内侧髁或外侧髁骨折,骨折后多有不同程度的关节面破坏。胫骨平台骨质较疏松,故遭受外力冲撞时,胫骨平台较股骨髁骨折概率要高,尤其是胫骨外平台骨折更为多见,同时还可能出现腓总神经损伤。

【分型】

胫骨平台骨折分类较为复杂,由于受伤机制不同、外力的强度和作用方向及伤时膝关节所处体位等之别,可发生各种不同类型的骨折。

1.按骨折的复杂程度分类　分为单一性骨折和复杂性骨折。

(1)单一性骨折　由于损伤机制和损伤部位之别,又可分为胫骨外髁骨折、胫骨内髁骨折和胫骨髁间骨折。

(2)复杂性骨折　为强大暴力引起的复合性损伤。即除骨折外尚合并有韧带或神经的损伤,或为多发性骨折。常见的有以下3种情况。①胫骨外髁骨折合并膝关节内侧副韧带损伤,甚或前交叉韧带损伤。②胫骨外髁骨折合并腓骨颈部骨折和腓总神经损伤。③当暴力过大,使胫骨髁部和股骨髁部猛烈撞击时,尚可引起胫骨髁和股骨髁的两相俱伤。即胫骨外髁骨折合并股骨外髁骨折,或胫骨内髁骨折合并股骨内髁骨折。

复杂性骨折损伤较重,除骨折外尚合并有程度不等的韧带损伤,对膝关节的稳定影响较大,预后功能较差。

2.按骨折时间长短分　分为新鲜与陈旧骨折。该部为松质骨,骨折超过2周即复位困难,也难以恢复膝关节的满意功能,预后较差。

3.Schatzker分型　Ⅰ型:外侧平台劈裂骨折,无关节面塌陷;Ⅱ型:外侧平台劈裂骨折合并外侧关节面的粉碎和塌陷;Ⅲ型:单纯外侧平台塌陷,无劈裂骨折,外侧平台骨皮质完整;Ⅳ型:内侧平台骨折;Ⅴ型:双踝骨折;Ⅵ型:胫骨平台骨折合并干骺端骨折(图3-26)。

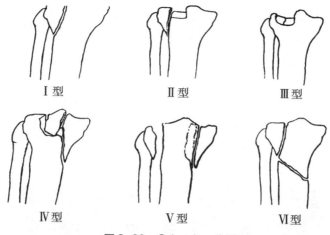

Ⅰ型　　　　Ⅱ型　　　　Ⅲ型

Ⅳ型　　　　Ⅴ型　　　　Ⅵ型

图 3-26　Schatzker 分型

【诊断】

伤后膝部明显瘀肿、疼痛、功能障碍,可有膝外、内翻畸形。若侧副韧带撕裂,则膝关节侧方挤压试验阳性。膝关节正、侧位 X 射线片可明确骨折的类型和移位情况。根据受伤史、临床表现和 X 射线检查可做出诊断。

【治疗】

无移位骨折,可固定膝关节于功能位置 4～5 周;关节面压缩或移位小于 5 mm 可施行手法整复、撬拨复位、持续牵引治疗,力求恢复胫骨关节面的平整和下肢正常的生理轴线,以防止创伤性关节炎的发生。

1. 整复标准　关节面平整,两侧间隙等宽,重叠不超过 1 cm。

2. 整复方法　患者卧位,助手握住患肢大腿,另一助手握住患肢足踝部向下用力牵引。若外髁骨折,则另一助手在维持牵引下将患肢内收,术者两手四指环抱膝关节内侧,两只手拇指推按骨折片向上、向内复位。若内髁骨折,用相反方向的手法整复。双髁骨折者,两助手在中立位强力相对拔伸牵引,继而术者以两只手掌根部分置于胫骨上端内、外髁处,相向扣挤复位。

若关节面塌陷者,可在 X 射线透视下,严格消毒,局麻下将钢针刺入塌陷关节面下进行撬拨,使之复位,撬拨时应避免伤及腓总神经。

3. 固定方法

(1)夹板固定　骨折复位后取夹板 5 块,分别置于膝内、外、后侧及前内、前外侧处,夹板长度据患肢情况而定,加压垫包扎。另用一长夹板加于后侧包扎固定,腘窝垫一小枕,置膝关节于微屈位。固定时间 5～7 周。

(2)牵引治疗　适用于严重粉碎性骨折,手法、手术难以复位者。可采用跟骨牵引,牵引重量是体重的 1/10～1/6,以便于膝关节屈伸练习。牵引后早期开始踝关节活动,利用股骨髁的挤压,使胫骨关节面复位。牵引持续 6 周,解除固定后开始不负重功能锻炼活动。

4.功能锻炼　早期应做股四头肌功能锻炼及关节屈伸锻炼,解除固定后,在床上练习膝屈伸活动或扶拐不负重步行锻炼,6周后经检查骨折愈合良好,方可下地练习负重,应注意负重过早可造成胫骨平台重新塌陷。

5.药物治疗　按骨折三期辨证施治,后期可用中草药熏洗配合膝关节功能锻炼,以利关节功能恢复。

6.手术治疗　骨折严重移位,手法复位不成功者,需进行手术切开复位内固定治疗;伴有神经损伤6个月恢复欠佳者,行手术探查。对压缩骨折严重者可进行撬拨复位,骨缺损处以松质骨充填,支撑钢板内固定(图3-27)。合并韧带、半月板损伤者,除处理骨折外,还要根据损伤情况加以修复。

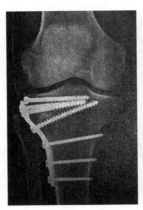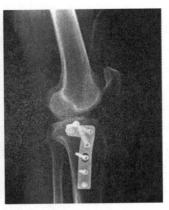

图3-27　胫骨平台骨折术后

【预防与调护】

胫骨髁骨折属关节内骨折,既不易整复,又难以固定,因此应指导患者早期进行功能锻炼,晚期负重锻炼,以免发生关节不稳、膝关节僵硬及创伤性关节炎。骨牵引、撬拨复位和手术治疗后要注意预防感染。

第八节　胫腓骨干骨折

胫腓骨干骨折以胫腓骨干双骨折为多,胫骨干骨折次之,腓骨干骨折少见(图3-28)。胫骨干中上段横截面呈三棱形,有前、内、外三棱将胫骨干分成内、外、后三面,胫骨嵴前突并向外弯曲,形成胫骨的生理弧度,其上端为胫骨结节。胫骨干下1/3处,横断面变成四方形(图3-29)。该骨中下1/3交界处比较细弱,为骨折的好发部位。胫腓骨干骨折很常见,约占全身骨折的1/10,其中开放性骨折约占1/4,各个年龄段均可发病。

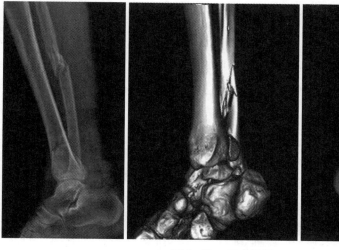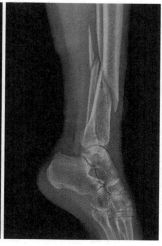

图 3-28　胫腓骨骨折

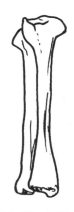

图 3-29　胫腓骨

【病因病机】

1. 直接暴力　由重物打击或挤压造成,暴力多来自外侧或前外侧,多为横形、短斜形骨折,亦可造成粉碎性骨折。胫腓骨两骨折线都在同一水平,软组织损伤较严重。

2. 间接暴力　由高处坠下时的传达暴力或扭伤时的扭转暴力所致,多为斜形或螺旋形骨折。双骨折时,腓骨的骨折线较胫骨为高,软组织损伤较轻。

影响骨折移位的因素,主要是暴力的方向、肌肉的收缩、小腿和足部的重力,可以出现重叠、成角或旋转畸形。股四头肌和腘绳肌分别附着在胫骨上端的前侧和内侧,此二肌能使骨折近端向前、向内移位。小腿的肌肉主要在胫骨的后面和外面,由于肢体内动力的不平衡,故肿胀消退后,易引起断端移位。正常人的踝关节与膝关节是在两个相互平行的轴上运动,若发生成角和旋转移位,必然破坏两轴心的平行关系,既影响步行和负重功能,又可导致创伤性关节炎的发生。胫骨的前缘与前内侧面表浅,仅有皮肤遮盖,骨折时容易刺破皮肤形成开放性骨折。腘动脉在进入比目鱼肌的腱弓后,分为胫前、后动脉,此二动脉都贴近胫骨下行,胫骨上段骨折移位时,有可能损伤血管。此外,胫骨骨折可造成小腿筋膜间隔区内肿胀,压迫血管,而引起筋膜间隔区综合征,严重者发生缺血性肌挛缩。胫骨的营养血管由胫骨干上 1/3 的后方进入,在致密骨内下行一段距离,然后进入髓腔,而胫骨下 1/3 又缺乏肌肉附着,故胫骨干中、下段发生骨折后,往往因局部血液供应不良,而发生迟缓愈合或不愈合。

【分型】

胫腓骨骨干骨折分为闭合性骨折和开放性骨折。闭合性骨折约占小腿骨折的 70%以上,由直接暴力和间接暴力导致,闭合性骨折又分为稳定和不稳定骨折。①稳定骨折:包括横形、青枝、裂纹等。②不稳定骨折:包括螺旋、粉碎、多段骨折等(图 3-30)。

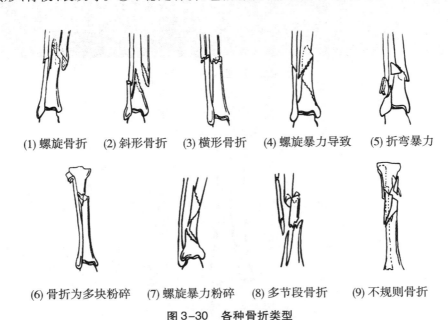

(1) 螺旋骨折　(2) 斜形骨折　(3) 横形骨折　(4) 螺旋暴力导致　(5) 折弯暴力

(6) 骨折为多块粉碎　(7) 螺旋暴力粉碎　(8) 多节段骨折　(9) 不规则骨折

图 3-30　各种骨折类型

【诊断】

伤后小腿疼痛、肿胀,严重者可有肢体短缩、成角畸形。可有骨擦音及异常活动。小儿青枝骨折或裂纹骨折,临床症状可能很轻,但患者拒绝站立和行走,局部有轻微肿胀及压痛。胫骨上 1/3 骨折者,检查时应注意腘动、静脉的损伤。胫、腓骨上端骨折时要注意腓总神经的损伤。小腿正、侧位 X 射线片可以明确骨折类型、部位及移位方向。因胫腓骨干可不在同一平面骨折,故 X 射线片应包括胫、腓骨全长。根据受伤史、临床表现和 X 射线检查可做出诊断。

【治疗】

胫腓骨干骨折的治疗原则主要是恢复小腿的长度和负重功能。因此,应重点处理胫骨骨折。对骨折端的成角和旋转移位,应予以纠正。除儿童病例外,虽可不必强调恢复患肢与对侧等长,但成年病例仍应该注意使患肢缩短小于 1 cm,畸形弧度小于 10°。无移位骨折只需用夹板固定,直至骨折愈合;有移位的稳定骨折(如横形骨折),可用手法整复,夹板固定;不稳定骨折(如粉碎性骨折、斜形骨折),可用手法整复,夹板固定,配合跟骨牵引。

1.整复标准 因下肢的主要功能是负重和行走,故整复要求解剖对位但不强求,只要整复后断端无重叠,力线好,儿童下肢可允许2 cm以内的缩短,成人下肢仅允许1 cm以内缩短,侧方移位基本矫正即可。

2.整复方法 患者平卧,膝关节屈曲呈150°~160°,一助手用肘关节套住患者腘窝部,另一助手握住足部,沿胫骨长轴作对抗牵引3~5 min,矫正重叠及成角畸形。若近端向前内移位,则术者两只手环抱小腿远端并向前端提,一助手将近端向后按压,使之对位。如仍有左右侧移位,可同时推挤近折端向外,拉远折端向内,一般即可复位。螺旋、斜形骨折时,远折端易向外移位,术者可用拇指置于胫、腓骨间隙,将远折端向内侧推挤,其余四指置于近折端的内侧,向外用力提拉,并嘱助手将远折端稍稍内旋,可使完全对位。然后,在维持牵引下,术者两手握住骨折处,嘱助手徐徐摇摆骨折远端,使骨折端紧密相插。最后以拇指和示指沿胫骨前嵴及内侧面来回触摸骨折部,检查对位、对线情况(图3-31)。

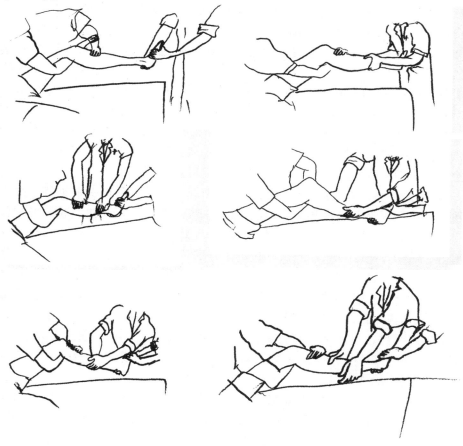

图3-31 常见的几种手法复位

3. 固定方法

（1）夹板固定　根据骨折断端复位前移位的方向及其倾向性而放置适当的压力垫。上 1/3 部骨折时，膝关节置于屈曲 40° ~ 80° 位，夹板下达内、外踝上 4 cm，内、外侧板上端超过膝关节 10 cm，胫骨前嵴两侧放置 2 块前侧板，外前侧板正压在分骨垫上；2 块前侧板上端平胫骨内、外两侧髁，后侧板的上端超过腘窝部，在股骨下端做超膝关节固定。中 1/3 部骨折时，外侧板下平外踝，上达胫骨外侧髁上缘；内侧板下平内踝，上达胫骨内侧髁上缘；后侧板下端抵于跟骨结节上缘，上达腘窝下 2 cm，以不妨碍膝关节屈曲 90° 为宜；两前侧板下达踝上，上平胫骨结节。下 1/3 部骨折时，内、外侧板上达胫骨内、外侧髁平面，下平齐足底，后侧板上达腘窝下 2 cm，下抵跟骨结节上缘，两前侧板与中 1/3 部骨折相同。

将夹板按部位放好后，用布带先于中间捆两道，后捆两端。下 1/3 部骨折的内、外侧板在足跟下方做超踝关节捆扎固定；上 1/3 部骨折，内、外侧板在股骨下端做超膝关节捆扎固定，腓骨小头处应以棉垫保护，避免夹板压迫腓总神经而引起损伤。需配合跟骨牵引者，穿钢针时，跟骨外侧要比内侧高 1 cm（相当于 15° 斜角），牵引时足跟轻度内翻，可恢复小腿的生理弧度，骨折对位更稳定。牵引重量一般为 3 ~ 5 kg，牵引后 48 h 内拍摄 X 射线片检查骨折对位情况。如果患肢严重肿胀或有大量水疱，则不宜采用夹板固定，以免造成压疮、感染，暂时单用跟骨牵引，待消肿后再外敷膏药，上夹板固定。应用夹板固定时，要注意抬高患肢，下肢置于中立位，膝关节屈曲呈 20° ~ 30°，每天注意调整布带的松紧度，检查夹板、纸垫有无移位，若骨折对位良好。则 4 ~ 6 周后拍摄 X 射线片复查，如有骨痂生长，则可解除牵引固定，单用夹板固定，直至骨折愈合。

（2）外固定器固定　外固定器固定治疗胫腓骨骨折，亦有很好的治疗效果，其原理是在骨折的远、近端部位穿入钢针，根据骨折移位方向的不同，通过固定在骨上钢针的调节使移位的骨折端复位，然后将万向关节及延长调节装置的锁钮旋紧，使已复位的骨折端稳定，患者可早期下地行走。

4. 功能锻炼　整复固定后，即做踝、足部关节屈伸活动及股四头肌锻炼。跟骨牵引者，还可用健腿和两手支持体重抬起臀部。稳定骨折从第 2 周开始进行抬腿及屈膝关节活动。从第 4 周开始扶双拐做不负重步行锻炼。不稳定骨折，则解除牵引后仍需在床上继续功能锻炼 5 ~ 7 d，才可扶双拐做不负重步行锻炼。此时患肢虽不负重，但足底要放平，不要用足尖着地，以免致远折端受力引起骨折旋转或成角移位。锻炼后骨折部仍无疼痛，自觉有力，即可改用单拐逐渐负重锻炼，在 3 ~ 5 周内为了维持小腿的生理弧度和避免骨折端向前成角移位，在床上休息时，可用两枕法。若解除跟骨牵引后，胫骨有轻度向内成角者，可令患者屈膝 90°，髋屈曲、外旋，将患足放于健肢的小腿上，呈盘腿姿势，利用肢体本身的重力来恢复胫骨的生理曲度。6 ~ 8 周后根据 X 射线片及临床检查，达到临床愈合标准即可去除外固定。

5. 药物治疗　按骨折三期辨证施治。胫骨中、下 1/3 骨折后期内治法应着重补气血、益肝肾、壮筋骨。陈旧骨折实行手法折骨术或切开复位、植骨术，亦应及早使用补法。

6. 手术治疗　不稳定骨折手法失败合并血管、神经损伤及两处以上的多段骨折者，可考虑外固定架应用或手术切开复位，选用钢板螺钉、髓内钉等进行内固定。对于胫骨骨折近端或远端难以进行髓内钉固定的,可采用微创经皮钢板内固定(Mippo 技术)。

【预防与调护】

采用夹板固定时,要注意松紧度适当,既要防止消肿后外固定松动而致骨折重新移位,也要防止夹缚过紧而妨碍患肢血运或造成压疮。上 1/3 骨折时,注意观察下肢末梢循环,预防筋膜间隔区综合征形成。

第九节 踝部骨折

踝部骨折是指胫骨、腓骨远端发生的骨折,绝大多数属关节内骨折,且常伴有距骨脱位。踝关节由胫腓骨下端和距骨组成。胫骨下端内侧向下的骨突称为内踝,其后缘向下突出者称为后踝,腓骨下端骨突称为外踝。外踝比较窄而长,位于内踝后约 1 cm、下约 0.5 cm,内踝的三角韧带也较外踝的腓距、腓跟韧带坚韧,故阻止外翻的力量大,阻止内翻的力量小。内、外、后三踝构成踝穴,而距骨居于其中,呈屈戌关节。胫腓骨下端之间被坚韧而有弹性的下胫腓韧带连接在一起。距骨分体、颈、头三部,其体前宽后窄,其上面为鞍状关节面,当做背伸运动时,距骨体之宽部进入踝穴,腓骨外踝稍向外后侧分开,而踝穴较跖屈时能增宽 1.5 ~ 2.0 mm,以容纳距骨体。当下胫腓韧带紧张时,关节面之间紧贴,关节稳定,不易扭伤,但暴力太大,仍可造成骨折。而踝关节处于跖屈位(如下楼梯或下坡)时,下胫腓韧带松弛,关节不稳定,容易发生扭伤。踝部骨折多发生于青壮年,儿童较少见(图 3-32)。

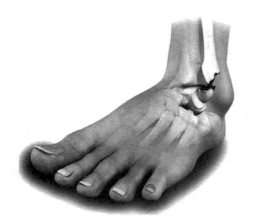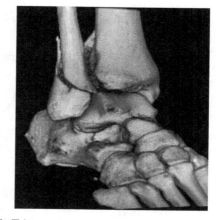

图 3-32 踝部骨折

【病因病机】

踝部损伤原因复杂,类型很多。韧带损伤、骨折和脱位可单独或同时发生。根据受伤姿势,可分为内翻、外翻、外旋、纵向挤压、侧方挤压、跖屈和背伸等多种,其中以内翻损伤最多见,外翻损伤次之,有时会伴有下胫腓韧带损伤,导致下胫腓联合分离。

【分型】

1. 内翻损伤　从高处跌下,足底外缘着地或步行在平路上,足底内侧踏在凸处,使足突然内翻。骨折时,内踝多为斜形骨折,外踝多为横形骨折;严重时可合并后踝骨折、距骨脱位(图3-33)。

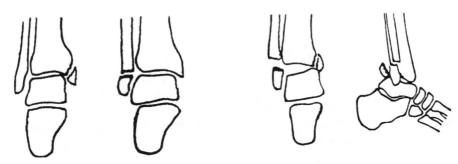

图3-33　内翻损伤

2. 外翻损伤　从高处跌下,足底内缘着地,或外踝受暴力打击,可引起踝关节强力外翻。骨折时,外踝多为斜形骨折,内踝多为横形骨折;严重时可合并后踝骨折、距骨脱位(图3-34)。

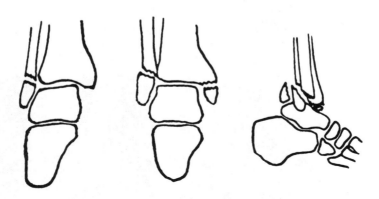

图3-34　外翻损伤

3. 外旋损伤　发生在小腿不动,足强力外旋;或足着地不动,小腿强力内转时。距骨体的前外侧,挤压外踝的前内侧,迫使外踝向外旋转,向后移位。

4. 纵向挤压骨折　由高处下坠,足底落地,可以引起踝关节的纵向挤压骨折。在比较严重的病例中,胫骨下端包括关节面在内,发生粉碎性骨折或"T"形、"Y"形骨折。另一种纵向挤压骨折是在踝关节急骤地过度背伸和跖屈时引起,胫骨下关节面的前缘或后缘因受距骨体的冲击而骨折。骨折面有时很小,有时可占胫骨下关节面的1/3或1/2。后踝骨折时,距骨随骨折块向后上脱位,前缘骨折时,骨折片向前移位,距骨亦可向前脱位。

5.侧方挤压骨折　内、外踝被夹挤于两重物之间,暴力直接作用于骨折部位。骨折多为粉碎性,横形次之。以双踝骨折为最多,骨折片的移位不显著但常合并皮肤穿破伤。

6.胫骨下关节面前缘骨折　胫骨下关节面前缘骨折可能由两个完全相反的机制所造成。足部强力跖屈,如踢足球时,踝关节囊的前壁可以撕裂,或关节囊从距骨颈背侧附着处撕脱(较多见),或从胫骨下关节面撕脱(少见)而发生骨折。骨折片往往很小,不需特殊治疗。仅将足背伸至90°~180°,骨折即可整复,用石膏靴或夹板固定6周。由高处坠下足部强力背伸时,距骨关节面向上、向前冲击胫骨,可以造成胫骨下关节面前缘大块骨折,骨折块向上移位,距骨亦随之脱位,此种骨折不易手法整复,整复后亦难以固定,以切开内固定为好。

7.踝上骨折　踝上骨折,为关节外骨折,胫距关节的关系正常,且多见于儿童骨骺未融合之前,因旋转外力造成。分离的胫骨下端骨骺连同干骺端的骨折块向上后移位,腓骨下1/3的细弱部分亦发生骨折。此种损伤,胫骨下端骨骺并未遭受挤压,只要将骨折整复对位,骨折容易愈合,关节功能都可满意地恢复。但儿童踝关节急骤内翻位扭伤时,胫骨下端骨骺内侧遭受挤压,损伤骨骺,致发育障碍,会逐渐发生内翻畸形,待骨骺融合后,需做截骨术矫正畸形。

根据骨折脱位的程度,损伤又可分为三度:单踝骨折为一度,双踝骨折、距骨轻度脱位为二度,三踝骨折、距骨脱位为三度。

【诊断】

伤后局部瘀肿、疼痛和压痛,功能障碍,可闻及骨擦音。外翻骨折多呈外翻畸形,内翻骨折多呈内翻畸形,距骨脱位时,则畸形更加明显。踝关节正、侧位X射线片可显示骨折脱位程度和损伤类型。根据受伤史、临床表现和X射线检查可做出诊断。

【治疗】

1.整复标准　因属关节内骨折,整复要求解剖对位。年老体弱群体因自身因素保持功能复位即可。

无移位骨折给予"黑玉断续膏"及夹板外固定中立位保持3~4周即可,有移位的骨折脱位应予以整复。

2.整复方法　患者平卧,对于移位明显的首先进行跟骨牵引,再行手法复位。助手抱起近膝关节,术者握其足跟和足背做顺势拔伸,外翻损伤使踝部内翻,内翻损伤使踝部外翻。如有胫腓联合分离,可在内外两踝部加以挤压;如后踝骨折合并距骨后脱位,可用一只手握胫骨下段向后推,另一只手握前足向前提,并徐徐将踝关节背伸。利用紧张的关节囊将后踝拉下。总之,要根据受伤机制和损伤类型并分析X射线片,以酌定其整复手法。

3.固定方法　复位后给予"黑玉断续膏"外敷,用5块超踝关节塑形夹板进行固定,必要时放置加压垫。使内翻骨折固定在外翻位,外翻骨折固定在内翻位,将踝关节固定于90°位置4~6周。

4.功能锻炼　整复固定后鼓励患者活动足趾和做踝部背伸活动。双踝骨折从第2周起,可在保持夹板固定的情况下加大踝关节的主动活动范围,并辅以被动活动。被动活动时,术者一只手握紧内、外侧夹板,另一只手握前足,只做背伸和跖屈,不做旋转或翻转活动。3周后可将外固定打开,对踝关节周围的软组织(尤其是肌腱经过处)进行按摩,理顺经络,点按商丘、解溪、丘墟、昆仑、太溪等穴,并配合中药熏洗。在跟骨牵引期间亦应多做踝关节的伸屈活动。4周后解除牵引,再单纯夹板继续固定2周,6周后方可下地负重。纵向挤压粉碎性骨折一般也要4周后才能去除牵引,6周后下地负重行走。

5.药物治疗　按骨折三期辨证用药。前期清热解毒、利水消肿、活血止痛;中期应补益气血、舒筋活络、调营和卫、促进愈合;后期则需温经通络、补益肝肾、通利关节,并配合中药外洗。

6.手术治疗　手法整复失败或系开放性骨折脱位,可考虑手术切开复位,选用克氏针、空心钉等进行内固定;对胫腓下关节分离者,应注意复位,修复韧带并用螺丝钉固定,陈旧骨折脱位则考虑切开复位植骨术或关节融合术。

【预防与调护】

骨折手法整复固定后,早期应卧床休息并抬高患肢,以促进患肢末端血液回流,减轻瘀肿,同时常检查外固定松紧度,如患肢出现进行性加重的疼痛、肿胀、局部麻木、末端皮肤苍白,常提示局部压迫过紧,应及时予以松解。踝部肿胀一般于固定4~6 d后逐渐消退,此时应及时调整外固定,以免扎带松脱,使骨折移位。

第十节　距骨骨折

距骨又名京骨,是足的主要承重骨之一,是足弓的顶,上与胫骨下端相连接,下连跟骨与舟骨。距骨分体、颈、头三部,其体前宽后窄。距骨无肌肉附着,全部骨质几乎为软骨关节面所包围,距骨的上面前后成弓形,滑动于踝穴中,距骨血液供应不充足,主要靠距骨颈进入的滋养动脉,所以距骨骨折有移位或距骨脱位后,容易发生缺血性坏死。距骨骨折属关节内骨折,多发生于青壮年(图3-35)。

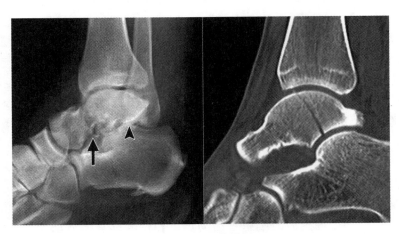

图3-35　距骨骨折

【病因病机】

多因踝背伸外翻暴力所致,如机动车驾驶员足踩刹车时撞车,足踝强烈背伸,胫骨下端的前缘像凿子一样插入距骨颈体之间,将距骨劈成前后两段。如暴力继续作用,则合并距跟关节脱位,跟骨、距骨头连同足向前上方移位。待暴力消失时,因跟腱与周围肌腱的弹性,足向后回缩,跟骨的载距突常钩住距骨体下面之内侧结节,而使整个骨折的距骨体随之向后移位,脱位于胫腓踝穴之后方,距骨体向外旋转,骨折面朝向外上方,甚至还合并内踝骨折。踝跖屈内翻暴力可引起距骨前脱位,单纯跖屈暴力可因胫骨后踝与距骨体后唇猛烈顶压而引起距骨后唇骨折,临床较为少见。距骨表面 3/5 为软骨面,发生骨折时,骨折线多经过关节面,发生创伤性关节炎的机会较多(图 3-36)。

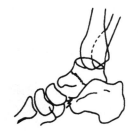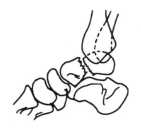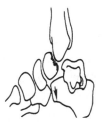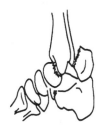

图 3-36　距骨骨折病机

【诊断】

伤后局部疼痛剧烈、肿胀迅速且严重,皮下瘀血且功能丧失,不能站立、行走。明显移位时则出现畸形。踝关节与跗骨正、侧位 X 射线片可以明确骨折的移位程度、类型,以及有无合并脱位(图 3-37 ~ 图 3-40)。

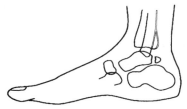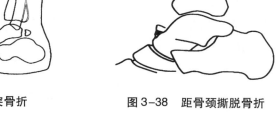

图 3-37　距骨后突骨折　　　　　图 3-38　距骨颈撕脱骨折

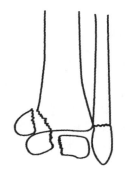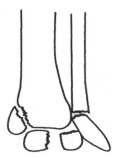

图 3-39　内半随内踝骨折向内移位　　　图 3-40　外半向外旋转游离移位

【治疗】

1. 整复标准　本病系关节内骨折,要求严格解剖对位。

2. 整复方法　单纯距骨颈骨折时患肢膝关节屈曲90°,术者一只手握住前足,轻度外翻后,向下、向后推压,另一只手握住胫骨下端后侧向前端提,使距骨头与距骨体两骨折块对合;合并距骨体后脱位时,将踝关节极度背伸,稍向外翻,解除载距突与距骨体的绞锁,并将距骨体向前上方推压,使其复入踝穴,然后用拇指向前顶住距骨体,踝关节稍跖屈,使两骨折块对合;距骨后唇骨折伴有距骨前脱位时,先将踝关节极度跖屈内翻,用拇指压住距骨体的外上方,用力向内后方将其推入踝穴。距骨脱位复位后,往往其后唇骨折片亦随之复位。新鲜骨折手法整复失败,可切开整复和距下关节固定术,若距骨颈骨折其前骨折片已粉碎,不易复位时,可行三关节融合术,将粉碎之骨片,填于骨缝内。

3. 固定方法　距骨颈骨折整复后,应将关节固定在跖屈稍外翻位8周;距骨后唇骨折伴有距骨前脱位者,应固定在功能位4~6周;切开整复内固定或关节融合术者,应用管形石膏固定踝关节在功能位3个月。

4. 功能锻炼　固定期间应做足趾、膝关节屈伸锻炼,解除固定前3周,应开始扶拐逐渐做负重步行锻炼;解除固定后应施行局部按摩,配合中药熏洗,并进行踝关节屈伸、内翻、外翻活动锻炼。施行关节融合术者,则扶拐锻炼时间要长些。

5. 药物治疗　按骨折三期辨证用药,距骨骨折容易引起骨的缺血性坏死,故中后期应重用补气血、益肝肾、壮筋骨的药物,以促进骨折愈合。

6. 手术治疗　距骨颈骨折手法复位不理想可手术切开复位,选用克氏针或加压螺钉固定。距骨体骨折有移位者常需切开复位,用螺丝钉做牢靠的内固定。距骨体缺血性坏死、距骨粉碎性骨折、距骨体陈旧性脱位或并发踝关节严重创伤性关节炎者,可行胫距、距跟关节融合术。

【预防与调护】

同踝部骨折,但骨折早期还需防止足下垂,同时每2~4 d检查1次固定情况,密切注意有无骨折再移位,必要时进行X射线检查,不可过早把足放在跖屈位。

第十一节　跟骨骨折

跟骨又名立骨、踵骨,《医宗金鉴·正骨心法要旨》谓其:"上承骨行辅二骨之末,有大筋附之,俗名脚挛筋"。跟骨是足的主要承重骨,也是人体最大的跗骨,呈不规则长方形,前窄后宽,正常足底是三点负重,跟骨、第一跖骨头和第五跖骨头三点组成的负重面上,跟骨和距骨负担60%的身体重量,通过距下关节可使足有内收、内翻、外展、外翻的作用,以适应在凹凸不平的道路上行走。跟骨结节为跟腱附着点,可做强有力的动作,跟骨结节上缘与距下关节面成30°~45°的结节关节角,为距下关节的一个重要标志。跟骨骨折较常见,多发于成年人(图3-41)。

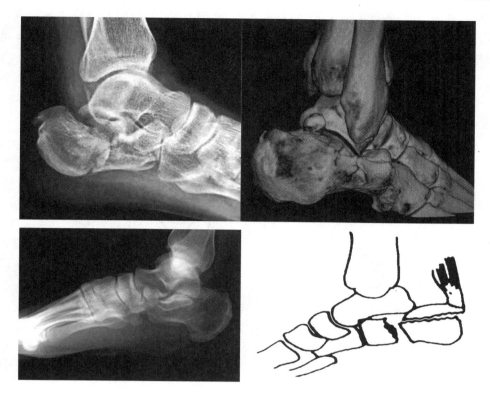

图 3-41 跟骨骨折

【病因病机】

跟骨骨折多由传达暴力导致,从高处坠落或跳下时,足跟部先着地,身体重力由距骨下传至跟骨,使跟骨被压缩或劈开,还有少数跟腱牵拉导致的撕脱骨折,跟骨骨折后常有足纵弓塌陷,结节关节角缩小,消失或成负角。根据骨折线的走向可分为不波及距下关节面和波及距下关节面骨折两类。前者预后较好,后者预后较差。

【分型】

按骨折的部位、形态可分为以下 2 类。

1. 不波及距下关节面骨折 ①跟骨结节纵形骨折(图 3-42);②跟骨结节横形骨折(图 3-43);③载距突骨折;④跟骨前端骨折(图 3-44、图 3-45);⑤接近距下关节的骨折(图 3-46、图 3-47);⑥蛇形骨折(图 3-48、图 3-49)。

2. 波及距下关节面骨折 ①跟骨外侧距下关节面塌陷骨折(图 3-50);②跟骨全部距下关节面塌陷骨折(图 3-51)。

【诊断】

伤后跟部肿胀、疼痛、瘀斑、压痛明显,足跟部横径增宽,严重者足弓扁平,跟骨侧位、轴位 X 射线片可明确骨折类型、程度和移位方向,轴位片还能显示距下关节和载距突,根据受伤史、临床表现和 X 射线检查可做出诊断,粉碎性骨折伴有严重塌陷者行 CT 检查。

　　从高处坠下时,若冲击力量大,是跟部先着地,脊柱前屈,可引起脊椎压缩性骨折或脱位,甚至冲击力沿脊柱上传,引起颅底骨折和颅脑损伤,所以诊断跟骨骨折时,应常规询问和检查脊柱和颅脑的情况。

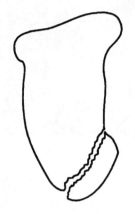

图3-42　跟骨结节纵形骨折

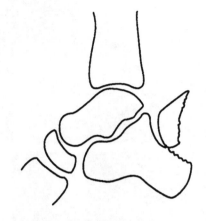

图3-43　跟骨结节横形(鸟嘴形)骨折

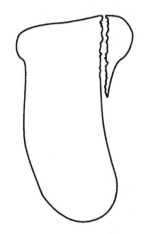

图3-44　跟骨载距突骨折

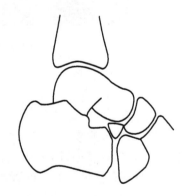

图3-45　跟骨前突骨折

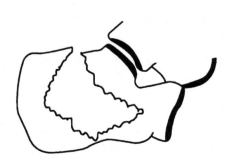

图3-46　跟骨外侧距下关节面塌陷骨折

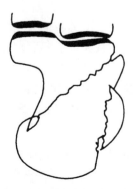

图3-47　近距下关节面的跟骨体骨折

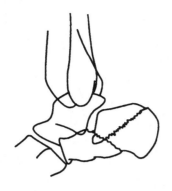

图3-48　跟骨蛇形骨折一

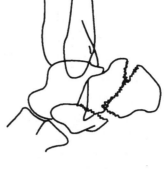

图3-49　跟骨蛇形骨折二

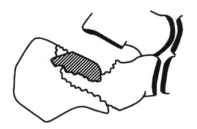

图3-50　跟骨外侧距下关节面塌陷骨折

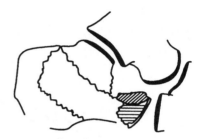

图3-51　跟骨全部距下关节面塌陷骨折

【治疗】

跟骨骨折治疗的重点是恢复距下关节的对位关系和结节关节角,并注意矫正跟骨体增宽,对无移位的骨折,外敷"黑玉断续膏"制动,并辅以活血化瘀、消肿止痛的中药口服。3～4周后逐渐练功负重;有移位的骨折应尽可能复位。

1. 整复标准　最主要是恢复跟骨的高度、宽度和结节关节角,以恢复正常足弓。

2. 整复方法

(1)手法复位

1)不波及距下关节面的跟骨骨折,跟骨结节纵形骨折的骨折块一般移位不大,予以挤按对位即可。跟骨结节横形骨折是一种撕脱骨折,若骨折块大且向上移位者,可在适当麻醉下,患者取俯卧位、屈膝,助手尽量使足跖屈,术者以两手拇指在跟腱两侧用力推挤骨折块使其复位。

2)骨折线不通过关节面的跟骨骨折,若跟骨体后部同跟骨结节向后、向上移位,应予充分矫正。患者仰卧屈膝90°,助手固定其小腿,术者两手指相交叉于足底,手掌紧扣跟骨两侧,用力矫正骨折的侧方移位和跟骨体的增宽,同时尽量向下牵引以恢复正常的结节关节角。

3)波及距下关节面的跟骨骨折,对有关节面塌陷、粉碎而移位较多者,可用手掌扣挤足跟,尽量矫正跟骨体增宽,手法宜稳,在摇晃足跟时,同时向下用力,以尽可能纠正结节关节角。

（2）针拨复位法　对于波及距跟关节面的跟骨骨折,有时手法复位很难获得成功,则可在 X 射线透视下,用骨圆针撬拨复位。如为中部的压缩塌陷,则可以用骨圆针穿入其塌陷下方翘起,将骨折块与距骨贯穿固定;如骨折块连于后部,则自后方沿跟骨纵轴穿针,利用杠杆作用将骨折块抬起,并向跟骨前部贯穿固定。

（3）跟骨结节牵引　适用于跟骨结节骨骺分离,骨折片明显上移或跟骨体部冠状位骨折,后骨折段向上移位者。在常规无菌操作下,用一骨圆针,在跟骨结节部的后上方穿入,做向后、向下的牵引,使向上移位的跟骨结节得以复位,恢复跟骨结节关节角下部的正常位置。牵引时间为 3～4 周,并早期进行功能锻炼,但不宜过早负重。

3.固定方法　无移位骨折一般采用"黑玉断续膏"外敷,对有移位的跟骨结节横形骨折,接近距下关节骨折和波及距下关节面未用钢针固定者,可用"黑玉断续膏"外敷并加以夹板固定:即在跟骨两侧各置一棒形压垫,用小腿两侧弧形夹板做超踝关节固定,前面用一弓形夹板维持患足于跖屈位,小腿后侧弓形板下端抵于跟骨结节之上缘,足底放一平足垫,维持膝关节屈曲 15°位,一般固定 5～7 周(图 3-52)。

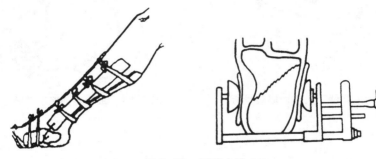

图 3-52　固定方法

4.功能锻炼　骨折固定后,即可做膝及足趾屈伸活动,待肿胀稍消减后,可扶双拐下地不负重行走,并在夹板固定下进行足部活动,关节面可自行模造而恢复部分关节功能,5～7 周后逐渐下地负重。

5.药物治疗　按骨折三期辨证用药,早期宜在活血祛瘀药中加木通、大黄、牛膝、木瓜等利水消肿之品。

6.手术治疗　对仅有距下关节面塌陷严重而不粉碎者,可采用手术切开复位内固定。植骨填充复位后的空隙,尽可能恢复跟骨结节关节角。对严重粉碎性骨折、关节面破坏严重者宜采用功能锻炼:患者卧床,弹力绷带包扎,抬高患肢,进行足、趾及踝关节主动活动。2 周后持拐行走,3 周后(双足 6 周)部分负重,6 周后完全负重,12 周后弃拐练习行走。后期如并发创伤性关节炎,可行距跟关节或三关节融合术。

【预防与调护】

骨折整复固定后,早期主动活动足趾与小腿肌肉,拆除固定后,再用弹力绷带包扎,并循序渐进增加活动量。累及距下关节者,外固定拆除早期不可做过量的足背伸活动,后期以锻炼时无锐痛、活动后无不适为度。

第十二节 跖骨骨折

跖骨又名力骨,共5块,参与组成足的纵弓及横弓。跖骨骨折是足部最常见的骨折之一。第1跖骨头与第5跖骨头是构成足内、外侧纵弓前方的支重点,与后方的足跟形成整个足部主要的3个负重点。跖骨骨折后必须恢复上述关系。跖骨骨折是足部最常见的骨折,多发生于成年人(图3-53)。

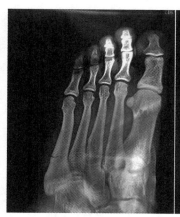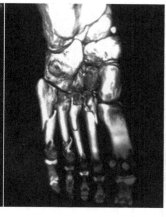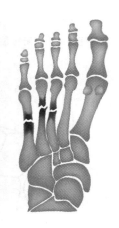

图3-53 跖骨骨折

【病因病机】

多由直接暴力,如压砸、重物打击或高处坠落而引起,以第2~4跖骨较多见,可几根跖骨同时骨折。间接暴力如扭伤等,亦可引起跖骨骨折。长途跋涉或行军则可引起疲劳性骨折。骨折的部位可发生于基底部、骨干及颈部。

【分型】

按骨折线可分为横形、斜形及粉碎性骨折。因跖骨相互支持,骨折移位多不明显(图3-54、图3-55)。按骨折的原因和解剖部位,临床上跖骨骨折可分为下述3种类型。

1.跖骨干骨折 多由重物压伤足背所致,多为开放性、多发性,有时还并发跗跖关节脱位。且足部皮肤血供较差,容易引起伤口边缘坏死或感染。

2.第5跖骨基底部骨折 因足内翻扭伤时附着于其上的腓骨短肌及腓骨第三肌的猛烈收缩所致,一般骨折片的移位不严重(图3-56)。

3.跖骨颈疲劳性骨折 好发于长途行军的战士,故又名行军骨折,多发于第2、3跖骨颈部。其中尤以第2跖骨颈发病率较高。由于肌肉过度疲劳,足弓下陷,第2、3跖骨头负重增加,超过骨皮质及骨小梁的负担能力,即逐渐发生骨折,但一般骨折段不至完全断离,同时骨膜产生新骨(图3-57)。

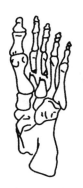 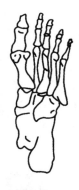

图 3-54　无移位型跖骨骨折　　　　　图 3-55　移位型跖骨骨折

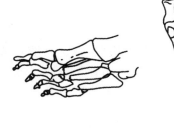

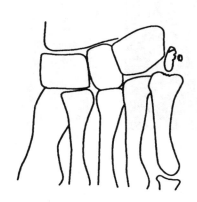 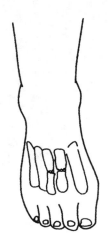

图 3-56　第 5 跖骨基底部撕脱性骨折　　　图 3-57　第 2、3 跖骨疲劳性骨折

【诊断】

伤后局部疼痛、压痛、肿胀,活动功能障碍,有纵向挤压痛。足部正、斜位 X 射线片可明确骨折的部位和移位情况。第 5 跖骨基底部骨折的诊断应与跖骨基底骨骺未闭合、腓骨长肌间的籽骨相鉴别,后两者压痛、肿胀不明显,骨块光滑规则,且为双侧性。跖骨颈疲劳骨折最初为前足痛,劳累后加剧,休息后减轻,2～3 周后在局部可摸到有骨隆凸。由于没有明显的暴力外伤史,诊断常被延误。X 射线检查早期可能为阴性,2～3 周后可见跖骨颈部有球形骨痂,骨折线多不清楚,应与骨肿瘤相鉴别。

【治疗】

整复标准:尽可能解剖对位,恢复正常足弓,尤其对骨折断端关节面的上下重叠及向足底方向的成角,应完全矫正,侧方轻度移位时对功能妨碍较小。

有移位的跖骨干骨折、骨折脱位、多发性骨折,可采用手法整复,在适当麻醉下,一只手先牵引骨折部位对应的足趾,以矫正其重叠及成角畸形,以另一只手的拇指从足底推压断端,使其复位,如仍有侧方移位,则继续在牵引下复位。

第 5 跖骨基底部骨折、行军骨折或无移位的跖骨干骨折可局部敷药,外用夹板固定 6 周,以后应用药物熏洗并开始行走锻炼。第 5 跖骨基底部骨折块常有软组织嵌入,骨折线消失时间一般比较长,只要症状消失,即可负重行走,不必待 X 射线片示有骨性愈合才进行负重。

开放性骨折或闭合性骨折在手法复位失败后,可采用开放复位内固定,术后用"黑玉断续膏"及夹板固定 4~6 周。对于陈旧跖骨、颈骨折因跖骨头向足底移位而影响走路时,可施行跖骨头切除术。

【预防与调护】

一般 4~6 周可临床愈合,而且不留后遗症。常见愈合较慢的原因为过早负重。虽然 X 射线片显示骨折端有骨痂生长,但骨折线往往长期不消失,走路时疼痛,所以下地走路不宜过早。

第十三节　趾骨骨折

趾骨又名五趾骨,俗称足节骨。趾骨与指骨相似,除蹈趾为两节,其余足趾为三节。每节趾骨分为底、体及滑车三部分。足趾具有增强足的附着力的功能,可防止人在行走中滑倒,并有辅助足的推进与弹跳作用。故对趾骨骨折的治疗,应要求维持跖趾关节活动的灵活性和足趾跖面没有骨折断端突起。趾骨骨折多见于成年人,其骨折发生率为足部骨折的第 2 位(图 3-58)。

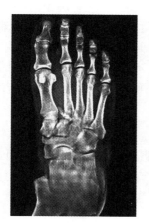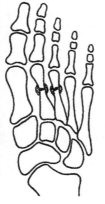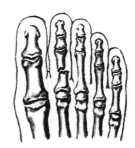

图 3-58　趾骨骨折

【病因病机】

多因重物砸伤或踢碰硬物所致。前者多为粉碎性或纵形骨折,后者多为横形或斜形骨折,常合并有皮肤或甲床的损伤。第 5 趾骨由于踢碰的机会多,因此骨折较常见。第 2~4 趾骨骨折较少发生。第 1 趾骨较粗大,其功能也较重要,第 1 趾骨近端骨折亦较常见,远端多为粉碎性骨折(图 5-59 ~ 图 5-62)。

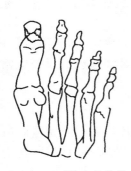
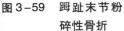
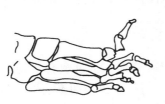
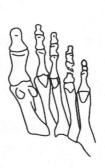
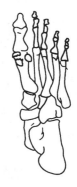

图 3-59　踇趾末节粉碎性骨折　　图 3-60　踇趾基底节横形骨折　　图 3-61　第四跖基底节斜形骨折　　图 3-62　踇趾的粉碎性骨折

【诊断】

伤趾疼痛、肿胀,有青紫、瘀斑。有移位者外观可有畸形,合并皮肤和趾甲损伤,伤后亦容易引起感染。足趾正、斜位 X 射线片可明确骨折的部位和移位情况。

【治疗】

整复标准:要求解剖或近解剖对位,特别要求矫正跖背侧成角及重叠移位。

对无移位的趾骨骨折,可直接用"黑玉断续膏"外敷,3 ~ 4 周即可治愈,并鼓励患者早期进行功能锻炼。有移位的骨折,应手法复位。患者正坐,术者用一只手拇、示二指捏住患趾近段的内外侧,另一只手拇、示二指捏住患趾远段上下侧,在牵引下,将骨折远端向近端推挤捻正,用竹片小夹板或邻趾固定,3 ~ 4 周即可去除固定。若复位不稳定,或伴有趾骨脱位,可用局部皮肤牵引或行手术切开复位。有甲下血肿,可在趾甲上开小窗引流。开放性骨折,清创时拔去趾甲,清除小碎骨,用跖侧皮瓣闭合创口,视情况可同时用小钢针内固定。

【预防与调护】

固定期间,应抬高患足以促进趾端血液回流,早期进行足踝屈伸活动,固定期间常规检查趾端末梢血运状态,不可包扎过紧。趾骨骨折若有皮肤破损,伤后容易引起感染,应注意预防。清创需彻底,术后注意消毒与保持创面清洁。

第四章 躯干骨折

第一节 脊柱、脊髓损伤

脊柱俗称脊梁骨,位于躯干正中。33块椎骨借椎间盘、前后纵韧带和棘间、棘上韧带等连接而成。是机体负重、运动、吸收震荡及平稳肢体的重要结构,具有保护、支持内脏和脊髓等作用。《医宗金鉴·整骨心法要旨》"骨度背面全图"将其分为项、背、腰、骶、尾各段。项骨今称颈椎,有7节,背骨即胸椎,有12节,腰骨即腰椎,有5节,骶尾骨即今之骶椎和尾椎。骶椎幼年为5节,至成年融合为1块,尾椎4节。《难经·二十八难》上说:"督脉者,起于下极之俞,并于脊里,上至风府,入属于脑。"这认识与今之脊髓有相似之处。《黄帝内经·灵枢》上说:"若有所坠堕,四肢懈惰不收,名曰体惰"是对颈髓损伤后引起高位截瘫的描述。以上记载说明历代对脊柱、脊髓的结构、损伤和症状早已有所认识。

本节所述内容包括脊柱骨折脱位和脊髓神经损伤。

【解剖概要】

1. 脊柱　脊柱上承头颅,下连骨盆,由33个脊椎骨连接而成,其中包括7节颈椎、12节胸椎、5节腰椎、5节相互融合的骶椎和4节尾椎。尾椎到成人也合并成一节,故实际上成人脊柱只由26节脊椎组成。颈、胸、腰各椎体之间夹有带弹性和稍有移动性的椎间盘,除第1、2颈椎,骶椎,尾椎外,每个椎体结构基本相似,都具有椎体、椎弓根、椎板、横突、棘突和上下关节突。第1、2颈椎结构特殊,第1颈椎又名寰椎,呈环状,无椎体、棘突和关节突,由前弓、后弓和两个侧块构成。前弓后面有一个小关节面,称为齿突凹,与第2颈椎齿突相关节。侧块上面有一对上关节面与枕骨髁相关节,下面有一对下关节与第2颈椎的上关节面相关节。第2颈椎又名枢椎,其特点为自椎体前侧有一指状突起,称为齿突,与寰椎的齿突凹相关节。

此外,颈椎椎体小,呈椭圆形,椎孔大,呈三角形;横突有孔称横突孔,有椎动脉、椎静脉通过。

脊柱各椎体间有韧带连接,诸如前纵韧带、后纵韧带、横突间韧带、棘突间韧带、棘上韧带等。这些韧带有稳定脊柱的重要作用。椎弓根的上下切迹组成椎间孔,为脊神经的通道。整个脊柱颈椎稍小居上,胸椎稍大居中,腰椎最大居下,呈塔式连接。脊柱有4个弯曲,颈椎、腰椎凸向前;胸椎、骶椎凸向后。由于第1、2颈椎的特殊结构,活动度以颈椎最大,腰椎次之,胸椎因有两侧肋骨合围连接而活动度最小。骶椎、尾椎参与构成盆腔后壁,基本没有活动度。整个脊柱有前屈、后伸、侧屈、旋转的功能。活动度大的椎体容易损伤。

2. 脊髓　脊髓位于椎管,呈扁圆柱状,长40～45 cm,根据部位可分为颈髓、胸髓、腰髓、骶髓和尾髓5个部分。脊髓全长粗细不等,有2个因神经元增多而形成的膨大部:一是颈膨大(自颈髓第3节至胸髓第2节),以颈7最宽,13～14 mm,前后径8 mm;二是腰膨大(自胸髓第9节至胸髓末节),以腰3最宽,横径为12 mm。下端逐渐变细形成脊髓圆锥,圆锥下方呈一条索状的细丝,称作终丝。脊髓外面有3层被膜,自外向内依次为硬膜囊、蛛网膜及软脊膜,有保护和支持脊髓的作用。

脊髓无论从外观还是从内部结构上看,都是连续的,并不分段,但脊髓发出31对脊神经,对人体皮肤感觉、肌肉的运动支配,却表现有节段性。为此把每一对脊神经的根丝所附着的一段脊髓,称为一个脊髓节段。脊神经共有31对,所以脊髓也分为31个节段,即颈髓8节、胸髓12节、腰髓5节、骶髓5节、尾髓1节。由于脊髓的生长速度比脊柱缓慢,故脊髓的节段位置由上而下逐渐高于相应的椎骨,一般说来它们的相互关系是:下颈椎脊髓高出1个锥体,上胸椎脊髓高出2个椎体,下胸椎脊髓高出3个椎体,腰段脊髓平对第10、11、12胸椎体,骶髓平对第1腰椎体。了解这种相互之间的关系,对脊柱创伤的定位诊断和治疗均有重要意义。

脊髓内部由灰质和白质构成,在新鲜脊髓的横切面上可见到中央管,中央管纵贯脊髓全长,内含脑脊液,向上通第四脑室。中央管的周围是灰质,呈蝴蝶形或H形。中央管前后的灰质称灰质联合,在中央管前的称前灰质联合,在中央管后的称后灰质联合。每侧灰质、白质联合向前延伸的为前角或前柱,向后延伸的为后角或后柱。前角属运动性,含有成群排列的前角运动神经元,其轴突前外侧组成前根,构成脊神经的躯体运动纤维,直达骨骼肌支配骨骼运动。后角属感觉性,后角内的感觉细胞,有痛觉和温度觉的第二神经元细胞,并在后角底部有小脑本体感受经路的第二神经元细胞(脊柱)。颈部脊髓的前角特别发达,其前角细胞发出纤维支配上肢肌肉。灰质的外围是白质,每侧白质借脊髓的纵沟分成3个索,3个索的白质由许多纵行排列的神经纤维束构成,凡起止、经过、技能相同的一束纤维,称纤维束(或传导束),各束的边界不易划分。一般来说,前束主要由下行神经纤维束组成(司运动),后束主要由上升神经纤维束构成(司感觉),侧束是由上行束和下行束组成。

脊髓的血供较丰富,动脉来自椎动脉和节段动脉(椎间动脉)。椎动脉发自脊髓前动脉和脊髓后动脉。脊髓前动脉,始段为左、右2条,然后合为1条,沿脊髓前正中裂下行至脊髓末端;脊髓后动脉,沿脊髓左、右后外侧沟纵行,至颈4、5脊髓段水平合为一干,继续向下至脊髓末端。节段动脉(椎间动脉),根据部位不同可发至颈动脉、颈升动脉、颈深动脉、肋间动脉、腰动脉和骶动脉。椎间动脉的中间支穿入脊髓后分为前根动脉和后根动脉,在胎儿发育的早期,每个神经节段都有本节的根动脉,但在晚期,这些血管大都达不到脊髓,而只分布在脊神经和脊神经根。在成年人一般只有6～8条前根动脉和脊髓前动脉吻合,有5～8条后根动脉和脊髓后动脉吻合,其中最大者为大根动脉,位于上腰部。

【病因】

1.间接外力　间接外力是脊柱损伤的主要原因,可以来自3个方向:垂直压力、水平分力、旋转分力。垂直压力越大,椎体脱位越远;旋转分力越大,旋转移位越甚。一个方向的外力多引起单一损伤,两个以上的混合外力,则引起混合性损伤。由于外力的大小、方向、单一或多向的不同,加上患者受伤时的姿势各异,可以造成不同类型的骨折、骨折合并脱位、骨折合并旋转脱位。

2.直接外力　直接外力引起脊柱损伤较少见,火器伤常见于战争年代,本节不予叙述。

【分类】

脊柱和脊髓关系密切,脊柱严重骨折脱位往往伤及脊髓,故分类应包括脊柱损伤和脊髓损伤。

1.脊柱损伤分类

(1)按照受伤姿势和作用力的方向分类　屈曲型、伸展型、侧屈损伤型、旋转损伤型、直压型、水平分离型(又称安全带型)。这些损伤类型可发生于脊柱各段。

1)屈曲型:为脊柱在屈曲状态下受伤,例如由高处坠落,臀部着地;弯腰工作时重物(土块、石头、建筑物)砸于背部;拉人力车下坡脚滑坐地,车从脊背滚动而过等,均能造成椎体前侧压缩骨折或骨折脱位。该型临床最常见,约占脊柱损伤的90%。

2)伸展型:为脊柱在过伸状态下受伤。例如由高处仰面坠落中途被物体阻挡,或落地时腰背部被硬物垫伤;或站立位腰背部受到物体撞击;或汽车发生事故司机前额碰在窗挡上;或高台跳水头面部碰在地面等均能引起该型损伤。这种损伤多发生棘突骨折和前椎体的撕裂骨折。

3)侧屈损伤型:可发生椎体侧楔形压缩骨折、横突撕脱骨折及侧方脱位。

4)旋转损伤型:轻者发生单侧关节突脱位,重者可发生椎体脱位。

5)直压型:常发生椎体爆裂骨折,椎体骨折块可向前、后、左、右移位,向后移位的骨折块突入椎管可压迫脊髓。

6)水平分离型:亦称安全带损伤,可造成椎体平行脱位,常见于胸腰段。

(2)按照脊柱损伤后的稳定程度分类　分为稳定型和不稳定型。

1)稳定型:常指单纯的椎体压缩且不超过原椎体的1/3,不合并附件骨折和两处以上韧带撕裂;或者椎体完整,只有附件骨折,不出现脊髓损伤征象者。凡脊柱损伤后无论是搬运或轻微活动无移位倾向的,则称为稳定型。

2)不稳定型:对该型的概念目前认识尚不一致,有人认为对脊柱功能有潜在危险的称不稳定型,有认为对脊柱结构有潜在破坏者称不稳定型。一般认为急性期椎体压缩超过原厚度的1/3,合并附件骨折、椎体脱位以及韧带断裂等联合损伤者称不稳定型。不稳定型常合并脊髓损伤。

在20世纪80年代有人提出脊柱结构的三柱概念,即前柱、中柱和后柱。前柱包括前纵韧带、椎体及其相应的椎间盘、纤维环的前半部;中柱包括椎体及其相应的椎间盘、纤维环的后半部分以及后纵韧带和椎管;后柱包括后弓、棘上韧带、黄韧带、棘间韧带、关节束(又称椎后韧带复合体)。三柱概念是把韧带结构作为稳定脊柱的重要结构。根据力学的原理,单纯前柱或后柱损伤,都不足以产生伤后脊柱的不稳定,只有同时伴有中柱或三柱联合损伤才出现不稳定,所以中柱对稳定脊柱至关重要。

(3)按照椎体压缩骨折的程度和椎体前、后、左、右脱位的程度分类　可分为 1~4 度。

1)椎体压缩骨折:压缩不超过椎体厚度的 1/4 为 1 度,不超过 1/2 为 2 度,不超过 3/4 为 3 度,大于 3/4 者为 4 度。

2)椎体滑脱程度:按椎体的前后径或左右径计算,不超过 1/4 为 1 度,不超过 1/2 为 2 度,不超过 3/4 为 3 度,大于 3/4 者为 4 度。

单纯的椎体压缩骨折或单纯的脱位,临床都比较少见。常见的是严重的脊柱损伤,如屈曲加垂直压缩、屈曲压缩加脱位、屈曲压缩加旋转等,这与脊柱受力的生物力学和损伤机制的多种因素有关系。

2.脊髓损伤的分类

(1)按照损伤的程度分类　完全性脊髓损伤和不完全性脊髓损伤。不完全性脊髓损伤又可分为:前脊髓损伤综合征、后脊髓损伤综合征、单侧神经损伤综合征、脊髓半横贯性综合征、中央型脊髓损伤综合征。

(2)按照病理变化分类　①原发性脊髓损伤,脊髓休克、脊髓挫伤和脊髓断裂。②继发性脊髓损伤,脊髓水肿、脊髓受压、椎管内出血。

(3)按脊髓损伤的高低部位分类　颈段脊髓损伤、胸腰段脊髓损伤、马尾神经损伤。

(4)按脊髓损伤症状出现时间分类　早发脊髓损伤,其症状出现与脊柱骨折脱位同时发生;晚发脊髓损伤又称迟发脊髓损伤,症状出现于脊柱骨折脱位数月或数年后。

脊柱损伤与脊髓损伤,一般来说是一致的,即脊柱骨折脱位程度轻,脊髓损伤也轻;脊柱骨折脱位严重,脊髓损伤也严重。但也有 X 射线片无明显骨折脱位,临床表现为瘫痪;或 X 射线片显示有骨折脱位,临床则没有截瘫症状或仅有轻微的症状。这两种情况属于脊柱损伤的特殊类型。

【症状】

根据脊柱的生理特点由上到下可分为颈部骨折、胸部骨折、腰部骨折、骶尾部骨折。

1.颈椎骨折与脱位

(1)齿状突骨折寰椎前脱位　因韧带不曾断裂,骨折后的齿状突连同寰椎一起向前移位,齿状突与寰椎后弓距离未曾改变,颈髓在骨折期间仍有退让余地,可使其免受压迫。临床可见枕部疼痛、凹陷减小或消失,多数无神经受累症状,或肢体麻木、软弱无力、功能障碍等临床症状。寰椎爆裂骨折就是指环形的寰椎,受到轴向压缩或者是头部向后、下转动时遭受暴力,经枕骨髁作用于寰椎侧块,造成寰椎骨环爆裂骨折,寰椎的前弓以及后弓双侧都会骨折,然后导致寰椎侧块被挤压以后向四周分离,这种损伤如果伤到脊髓会有生命危险。寰椎骨折后要做颈部的固定,不能使颈部再移动,以防寰椎骨折断端移位。寰椎骨折最典型的症状是颈部疼痛、僵硬,患者常常用双手托举头部,以免颈部活动。若第二颈神经受累时患者就会感到颈部痛、颈肌痉挛、颈部活动受限。如果伴有脊髓损伤就会有运动感觉丧失,若是严重损伤的患者可能会导致瘫痪或者是立即死亡。

（2）齿状突骨折寰椎后脱位　该型容易压迫颈髓,出现高位截瘫,临床较为罕见。

（3）颈椎微脱位　创伤性颈椎微脱位,以下颈椎向前微脱位为多见,此种损伤轻微,一般不发生压缩性骨折。临床检查右颈部轻度损伤,伤侧棘突有压痛,颈部肌肉痉挛,头颈呈前倾僵硬状,转动伸屈受限,被动活动疼痛加重,或有神经根刺激症状。X射线侧位片可显示颈椎正常前凸消失或凹陷,若受累的相邻椎体所形成的夹角大于20°即提示不稳。

（4）横韧带断裂寰椎前脱位　该型因齿状突与寰椎后弓距离变窄,容易压迫脊髓,出现高位截瘫,由于自主呼吸功能丧失,多数患者在伤后不久死亡。

（5）下颈椎脱位　以前脱位多见,亦为严重损伤,由于颈椎上下关节突短小排列近于水平位,脱位椎体的关节突常出现跳跃,又称跳跃症候群。临床表现除颈部肌肉痉挛、压痛、功能障碍外,多同时出现颈髓损伤症状。CT或磁共振检查可以明确诊断。

（6）下颈椎骨折脱位　以第5、6、7颈椎最多见,各种暴力如伸展、屈曲、旋转压缩和剪切等均可引起,临床则以过伸型和屈曲型为多见。过伸型损伤常造成脱位和椎体前缘撕脱性骨折和椎弓、棘突骨折;屈曲型损伤则造成椎体前缘压缩或合并脱位。此类损伤多为复合暴力引起,伤势严重,常合并颈髓受压或损伤,临床除局部压痛、活动受限外,常出现中央型颈髓损伤综合征。

（7）颈椎骨折脱位的特殊类型

1）X射线片无异常的颈髓损伤:这种情况并非罕见,各种暴力均可引起。常见颈椎损伤后,X射线片无明显异常,临床却表现出颈椎损伤症状,这种现象被称为"一过性损伤"。机制可能是在损伤的刹那间,颈椎前后或左右移位,剪切力已使颈髓损伤,暴力消失后,椎旁及颈周围肌肉反射性痉挛而保持损伤节段的相对稳定,对此切不可因X射线无明显异常而疏忽大意,必要时行CT或磁共振进一步检查。

2）无脊髓损伤的颈椎骨折脱位:恰与上一种类型相反,有些患者X射线有明显的骨折脱位,但颈段脊髓损伤的症状却很轻微,这现象对伤者来说无疑是幸运的。脊髓为何未受压迫或损伤?机制可能是屈曲暴力造成颈椎前脱位的同时,也造成椎弓骨折与椎体分离,在后方形成足够的安全间隙,当脊髓前方受到压迫时,则向后退让至该间隙内,即使呈现弯曲,也不至于受到压迫。因此临床表现除局部症状突出外,四肢和躯干的感觉、运动以及二便功能均趋于正常。

2.胸腰段(胸11～腰1)骨折与脱位　胸腰段骨折脱位约占脊柱损伤的70%。不同的外力造成轻重不同的损伤类型,诸如椎体前方或侧方楔形压缩、全椎体压缩、附件骨折、椎体间脱位、骨折脱位合并脊髓神经损伤等。轻度压缩骨折,患者尚能步行到医院就诊,唯伤处疼痛,活动受限,压颈试验阳性,若不拍片检查,容易漏诊。严重的胸腰段骨折脱位,患者不能坐立,脊柱各方向的运动功能受限,翻身困难,腰背部肌肉痉挛,骨折部位肿胀,皮下有瘀血,屈曲型骨折后突畸形明显,压痛明显。由于腹膜后血肿刺激交感神经,使肠蠕动减慢,出现腹胀、大便秘结等。脊髓损伤,排尿功能遭到破坏,早期出现尿潴留。

3.脊髓损伤　中医认为脊柱损伤,伤及脊骨是现象,损其督脉是实质。其意是说:脊柱骨折脱位,如果不伤及督脉(脊髓),无论严重程度如何,都是幸运的,因为骨折脱位经过正确治疗,能够复位和愈合,故为表面现象。只有伤及督脉,由于症状复杂,疗效欠佳,高位者或危及生命,或"四肢懈惰不收";低位者出现下肢瘫痪,终究难免遗留不同程度的病残,故而才是问题的实质。

督脉是人体十四正经之一,与任脉为表里,其循行路线,起于下级之俞,经脊柱正中直上颈项至头顶,下达鼻柱到上唇系带处为止而和任脉相会。督,有总督之意。督脉即贯脊通脑,头脑又是手三阳经和足三阳经会聚之处,头脑被称为"诸阳之会",那么督脉也就是能够总督周身之阳。因此督脉又被称为"阳经之海"。中医就是根据损伤脊柱看是否伤及督脉来判断伤情的轻重。脊柱损伤,一旦伤及督脉,轻则震动,肢体出现暂时性的麻木、知觉和运动减退;重则出血、水肿,瘀血阻塞督脉通道而影响其正常生理功能,从而涉及手、足三阳经及其相连属的脏腑的功能。例如涉及足太阳膀胱经,就出现小便闭塞,少腹膨隆,或小便滴沥,失去控制;涉及手阳明大肠经,则出现腹部胀满,叩之如鼓,大便秘结,数日难下等胃肠道方面的功能障碍。阳经受累必然影响与之互为表里的阴经,从而出现更为复杂的全身症状。

(1)脊髓损伤早期的临床判断 凡脊柱损伤患者,在损伤节段平面以下出现感觉、运动、反射或括约肌功能障碍时,都应考虑有脊髓损伤。

脊髓早期完全性损伤:在损伤节段平面以下呈现迟缓性瘫痪,表现为感觉消失,肌张力低,运动系统和自主神经系统反射消失或减退,患者不能维持正常体温,大便滞留,膀胱不能排空,血压下降,称为脊髓休克。数天或数周以后,脊髓反射逐渐恢复,表现为肌张力增加,反射亢进,可以出现保护性屈曲反射。不完全性脊髓损伤有两种情况:如伴有脊髓休克,在脊髓休克期间与脊髓完全性损害相同,这种情况目前还难以做出准确判断;不伴有休克时,可以残留某些感觉和运动功能,反射或正常或减弱或消失,可以出现病理反射。待脊髓水肿、血肿逐渐消退吸收后,已经丧失的功能可以得到不同程度的恢复。若脊髓原有的压迫因素未能解除,瘫痪则不易恢复。

脊髓损伤的程度,一般来说与脊柱骨折脱位的程度相一致,骨折脱位严重,脊髓损伤也严重。脊髓损伤的平面与脊柱骨折脱位的相应平面也应基本相符,如果出现截瘫平面高于相应的骨折脱位平面,其原因可能是严重的骨折脱位撕裂上方脊髓,导致上方脊髓血供受阻发生缺血性坏死;抑或脊内损伤出血范围扩大向上延伸等。这些原因导致的损伤平面升高,一般在1~4个节段,若差异更大,应考虑有其他原因,如多段骨折、椎间盘撕裂等。截瘫平面升高,可发生在脊髓各节段,但多出现在胸腰段。一旦出现,说明脊髓损伤严重,恢复机会甚少。

(2)颈段脊髓完全性损伤的临床表现 颈髓1~4节段平面损伤,患者除表现为损伤平面以下完全截瘫外,因所有呼吸肌如肋间肌、膈肌、腹肌等麻痹,自主呼吸功能完全丧失,除非立即使用人工呼吸机辅助呼吸,否则患者多数将在伤后不久而很快死亡。若损伤平面在颈髓5节段以下,虽然膈肌受累,肋间肌、腹肌瘫痪,胸廓不能扩张,但呼吸肌辅助肌如斜方肌、斜角肌、胸锁乳突肌等尚能协助膈肌使减少的气体在肺内得到最大程度的交换。但呼吸困难仍为突出症状,患者常表现胸闷、气短、语音低、呼吸频繁、痰液多而难以排出(肋间肌瘫痪使咳嗽反射消失),容易继发肺部感染,如处理不及时可窒息死亡。

由于自主神经功能紊乱,患者还同时出现腹胀、体温异常、心搏缓慢与低血压。腹胀是由于肠道麻痹所致,它影响膈肌下降,可加重呼吸困难。体温异常为高温不降(产热多而散热少,如皮肤停止泌汗,体内积热不能散发等),或体温不升(散热多而产热少,主要是调温措施不当,如冬季保温不够或大量快速输入液体和 4℃ 的库存血等),但根本原因是患者产热和散热两个过程失去平衡。心动过缓与低血压可出现在伤后不久,通常心率为 50～60 次/min,严重者仅 40 次/min。低血压的产生是由于交感神经抑制,血管松弛、扩张,外周阻力降低,回心血量减少,加之肋间肌瘫痪,不能形成足够的胸腔负压,致使血压下降。

(3)脊髓不完全性损伤的临床表现

1)脊髓震荡:系脊髓的细胞受到外力的剧烈震动,包括脑脊液传导波的震荡使脊髓的功能遭到暂时性的抑制或紊乱。由于脊髓功能损伤不完全,临床可表现不同程度的感觉、运动功能障碍。

2)中央脊髓损伤综合征:临床表现特点是上、下肢瘫痪严重程度不一样,上肢瘫痪重于下肢,也可一侧上肢瘫痪,也可两侧下肢不瘫痪。这是由于颈髓 2、3 节段的支配区为下运动神经元性损伤表现,下肢为上运动神经元性损伤表现,手部功能障碍最明显。损伤节段以下可出现触觉和深感觉障碍,有时括约肌功能丧失。

3)前脊髓损伤综合征:出现四肢瘫痪,浅感觉(痛觉、温度觉)减退或丧失,深感觉(位置觉、振动觉)存在,括约肌功能有障碍。

4)后脊髓损伤综合征:临床表现为感觉障碍和神经根刺激症状为主。损伤平面以下深感觉障碍,也可出现颈部,上、下肢对称性疼痛。少数患者可有锥体束征。

5)脊髓半切综合征:临床特点为损伤平面以下同侧肢体完全性上运动神经元瘫痪和深感觉丧失,表现为该侧痉挛性瘫痪,深反射亢进并有病理反射,而对侧的肢体痛觉、温度觉丧失,或于损伤节段平面上方有感觉过敏。

6)马尾神经损伤:马尾神经位于腰 2 以下,由神经纤维束构成,被包在硬膜囊内,一般骨折脱位不易引起损伤,或只引起马尾功能暂停而伤后 6 周即可恢复。只有严重的剪切力和直接暴力才能引起马尾神经损伤或断裂。一般损伤后其截瘫症状多不完全,马尾神经轻度损伤时和其他周围神经一样可以再生,直到完全恢复。完全断裂则不易自愈,可出现迟缓性瘫痪。膀胱括约肌功能不易恢复,也不能经过训练而成为自动膀胱。

【诊断】

脊柱损伤后,根据创伤原因、所伤部位、发病机制、临床表现,即可做出初步诊断,为了进一步确诊,必须结合其他检查。

1.拍摄 X 射线片　可以了解有无骨折,骨折的部位、性质,骨折合并脱位的程度,涉及椎体数目,及椎板和椎间孔有无变形等。

2.CT 检查　可弥补 X 射线检查之不足,对骨折引起脊髓压迫的情况可提供确切的诊断依据,如椎体后缘骨折块向椎管内移位程度、关节突骨折移位、椎板骨折下陷突入椎管的程度等。

3.诱发电位(SEP)检查　体感诱发电位,是应用电极刺激周围神经(坐骨神经或正中神经),兴奋通过脊髓感觉传导通路至大脑皮层的相应感觉区,诱发脑细胞活动产生生物电位,以脑电接收形式记录下来获得 SEP。凡有正常波形者,表示脊髓后部传导功能存在,为不完全性截瘫,日后功能恢复有望;凡无诱发电位者,表示脊髓后部失去传导功能,说明脊髓为完全性损伤,日后功能恢复的机会极少。

【脊柱、脊髓损伤的治疗】

对脊柱、脊髓损伤的治疗,目前国内外尚无特效的治疗办法,尤其脊髓完全性损伤以后,对如何重建脊髓功能这一关键问题至今没有根本解决,包括脊髓不完全性损伤的生理病理也还处在试验研究阶段。何况脊柱骨折脱位所致脊髓损伤情况又十分复杂,如骨折脱位发生瞬间对脊髓是撞击伤;在骨折脱位或骨折片移位整复之前,对脊髓还有压迫伤;脊柱骨折脱位时可损伤至脊髓前后动脉的根动脉,亦可直接损伤或压迫脊髓前动脉,因此脊髓还可有缺血性损伤。供氧脊髓的血管损伤又难以判断与检查,各病例之间根动脉供养脊髓及髓内各血管系统的吻合情况亦不尽相同。这样也就不可能形成具有统一的诊断标准和有效的治疗措施,因此在长期的临床实践中,逐渐形成两种治疗方法,即手术治疗和非手术治疗。

主张手术治疗者多以解除机械压迫为由,认为脊髓尚能经受逐渐而来的慢性压迫,如肿瘤、结核等(当然有一定限度),但却难以忍受突然而来的急性撞击和压迫。倘若在伤后 6 h 内解除一切压迫因素,恢复脊柱的基本解剖关系,并给予坚强的内固定,不但有利于损伤脊髓的功能恢复,而且能够使伤员早期下床锻炼,防止长期卧床而引发的并发症和晚期脊髓的继发损害。有鉴于此,无论脊髓损伤程度如何,都应积极争取救治,不能无所作为,坐视等待,故采取手术疗法是无可非议的。

不主张手术者以脊髓原发性损伤和继发性病变为依据,认为脊髓横断或完全性损伤后,会发生一系列神经元、血供及神经化学等方面的改变,从而导致脊髓自溶和灰质中央坏死,白质脱髓鞘,使脊髓神经功能永久丧失。即便手术治疗,也难以恢复脊髓的解剖结构和已经发生的病理生理改变。同时手术又破坏了脊柱的稳定性,不利于功能重建。就其对脊髓不完全损伤的治疗效果来讲,多认为手术和非手术各占其半。倘若是不完全性截瘫早期伴有脊髓休克,临床又无法确定的情况下,采取手术治疗难免带有盲目性。

综合以上两种情况,我们认为手术适应证的选择应当慎重。在确定治疗原则时,要根据患者的具体情况、医院的设备条件以及医护人员的技术素质等全面考虑,强调某一个方面都是不妥当的,应尽可能避免在选择治疗原则上的盲目性。

1. 现场急救、转送与急诊处理 脊柱损伤的患者往往病情比较严重,现场急救、转送与急诊处理非常重要,处理不当,轻则加重损伤,增加患者痛苦;重则危及患者生命,造成严重后果。现场急救要根据不同情况,采取不同措施,如条件许可,对伤员采取输液、吸氧、气管切开等措施。如有昏迷,针刺人中、合谷;清醒后要注意呼吸道是否通畅,若有痰液阻塞,设法抽出。血压下降常是血管扩张的缘故,可轻轻抬高两腿,增加血流量,也可静脉滴注生理盐水以维持血压。医者检查前,先要了解受伤机制,不要盲目搬动患者,应轻巧仔细地沿整个脊柱从颈部向下检查,看是否有血肿、压痛或畸形,然后检查麻痹平面的位置和四肢活动情况,快速初步诊断后立即转送医院。

搬动伤员需要 3~4 人,动作轻柔,协调一致,平起平放。颈部损伤患者要注意稳妥地固定头颈部,仰卧平放在单架或木板上,头两侧放置沙袋以防摆动而加重损伤。胸腰段屈曲型损伤患者,仰卧位并于后侧高处放置棉垫,且不可使脊柱前后晃动、侧方扭转或弯曲,严禁一个人背或两个人一人抬上身另一人搬腿的做法,那样做将造成不可挽回的伤残。临床上常遇到颈椎损伤后两上肢活动尚好的患者,在移动过程中因不注意保护头颈部而出现高位瘫痪;也有胸腰段损伤后两下肢尚能屈伸的患者,经过折叠式搬动后出现下肢瘫痪。搬动方式的正确与否,关系到伤后病情的转归,即使已经瘫痪的患者,也要注意正确的搬运。

患者转送到医院后,应立即进行全面体格检查。首先检查神志、脉搏、呼吸和血压,以确定有无休克,同时还要检查有无严重的复合伤,如颅脑、胸腹脏器及四肢损伤等。有休克时,立即抢救;有威胁患者生命之合并伤时,也应优先处理;有痰液阻塞气道,呼吸困难者,作气管切开;有胃肠胀满者,应胃肠减压;有尿潴留者,应留置导尿。经输液、输血、氧气吸入而全身情况好转后,再进行 CT 或磁共振检查和制订下一步的治疗计划。

2.脊柱骨折脱位的治疗

(1)闭合复位法

1)持续牵引复位:有以下 2 种方法。

● 颌枕带牵引:适应于颈椎微脱位或骨折移位较轻者,牵引重量通常为 2~3 kg,维持 4~6 周。此种牵引方式患者常感不舒服,同时饮食张口不便,注意两耳部皮肤保护,避免产生皮肤损伤。

● 颅骨牵引:适应于颈椎脱位关节突跳跃或骨折脱位严重者。牵引重量一般为 6~8 kg,需垫高头侧的床头,利用自身重量对抗牵引,并根据病情需要来调整牵引体位、牵引方向和增加牵引重量。如寰椎椎弓骨折,取正中位牵引,重量宜小;齿状突骨折或韧带损伤取略屈位;屈曲型骨折脱位,先顺势牵引而后逐渐增加背伸程度和牵引重量,使之逐渐复位;关节绞锁者,先在屈颈 10°~20° 位牵引,牵引重量最多可加至 15 kg,每 3 h 床边拍片,待骨折脱位完全复位后减至 3~4 kg 牵引,争取在短时间内复位。这些均需在短时间内进行。牵引时间根据不同病情而定,一般在 6~8 周,多数去牵引后需用颈托固定 1~3 个月。某些愈合率很差的骨折,如齿突基底骨折或其他原因使颈椎不稳定者,行颈椎融合术。颅骨牵引法患者舒适,饮食方便,疗效可靠,但牵引过程中螺钉容易松动,要经常检查,随时旋紧,以防止头钩滑脱。同时注意保护头钩周围无菌敷料的干净、整洁,以防感染。

颅骨牵引方法:①患者剃头,仰卧,头肩部略垫高,头伸到床边,头部扶正。②用记号笔做切口标记,两处耳尖连成的横线与鼻梁到枕骨粗隆之间连线相交点即为中心,在中心横线向旁开 5 cm 处即为钻孔点。③无菌操作:两钻孔点标记处局部麻醉,用尖刀刺一小口,用颅骨钻通颅骨外板。④把牵引弓两钩放入两钻孔内,旋紧弓上的螺钮,在牵引弓横轴上系绳,通过床头固定滑轮进行牵引。

2)悬吊复位:该法为中医传统治疗方法,创始者为元代危亦林,他在《世医得效方》上说:"凡挫脊骨,不可用手整顿,需先用软绳从脚吊起,坠下身,直起腰,使其自然归窝。需要坠下,待其归窝,然后用大桑皮一块放在背皮上,按在背皮上,用软物缠夹定,莫令屈,用药治之。"这段叙述清楚地说明了胸腰段屈曲型骨折的复位、固定、用药和注意事项。危氏是世界上第一个采取悬吊复位医治脊柱骨折脱位的人,比西方国家应用此法早约600年。该法目前仍被采用。临床应注意适应证的选择,有以下情况者禁忌:合并四肢骨折、肋骨骨折、气血胸、休克、骨折片压迫脊髓、上升性截瘫等。

复位方法:俯卧位,局部麻醉,双踝敷软套并连接绳索,绳索通过高悬的滑轮用力牵引,纵向的牵引分力使骨盆离开床面,脊柱由屈曲状逐渐呈过伸状,后突畸形随之消失,骨折脱位复位。复位后换仰卧位,伤椎后侧垫谷子枕,以预防压疮发生。压疮护理变换体位时,必须保持过伸姿势,否则容易移位。

3)俯卧牵拉按压复位:该法为李氏正骨的传统手法,适应证同悬吊复位法。

复位方法:患者俯卧位,局部麻醉。术者1人,助手5人。头侧助手3人,1人牵拉胸部固定带,另2人分别握持两侧腋窝保护肩关节。足侧2人,分握两踝。术者站立侧方(左右均可),两掌重叠按于后突处。在术者统一指令下,5个助手同时牵拉,徐徐用力,待患者腹侧离开床面30 cm时,牵引相持2 min后,术者用力向腹侧压按,直至畸形消失,经X射线检查满意,缓慢改仰卧位,后侧垫枕,翻身时保持过伸位。

4)垫枕复位法:适应于胸腰段单纯椎体前压缩性骨折。该法简单易行,患者仰卧硬板床,高突处垫枕或沙袋,"黑玉断续膏"外敷,弹力腰围带固定,如此坚持下去,可以使被压缩的椎体前缘靠前纵韧带的伸展绷紧使之恢复原状。应用该法越早越好,患者入院后即可开始,3~5周后患者治疗效果满意,同时进行腰背肌锻炼。

腰背肌锻炼是治疗脊柱损伤的重要措施,可以增加腰背肌肌力,阻止因血肿机化形成瘢痕组织及粘连,避免日后慢性腰痛和骨质疏松。

(2)手术疗法

1)手术目的:新鲜脊柱脊髓损伤的治疗目的,在于彻底减压、稳定脊柱、恢复脊髓神经的功能。所谓彻底减压,就是解除内、外的压力,包括骨性的、非骨性的以及脊髓本身因损伤而形成的瘀血和毒素代谢产物,从而阻止或延缓脊髓的病理进展。稳定脊柱,给予坚强固定,恢复椎管口径,以防止脊柱以后不稳,对脊髓造成继发性压迫或损伤。即使严重的骨折脱位,虽然临床已经做出脊髓为完全性损伤的诊断,也应给予手术复位,坚强固定。无论损伤的脊髓恢复与否,也给其创造一个恢复的良好环境。而且稳定脊柱也便于临床护理,预防压疮,患者可及早下床锻炼,避免长期卧床引起各种并发症。

2)手术适应证:手术适应证的选择虽然在某些方面还存在分歧,但多数人同意以下情况可作为手术指征。①CT片显示骨折片突入椎管者;②关节突绞锁闭合复位失败者;③脊柱损伤截瘫症状逐渐加重者;④严重骨折脱位难以复位或闭合复位后难以保持稳定者;⑤腰2以下严重骨折脱位,马尾神经损伤呈完全性截瘫者;⑥CT检查椎管狭窄超过50%者;⑦创伤后精神异常激动,不安静、不合作者。

3)手术时机:手术时机按损伤节段而定。脊椎损伤,多数需要先行牵引复位,而且该段常合并不同程度的截瘫,手术危险性大,所以手术时机在伤后6~10 d为宜。胸腰段损伤,如果无合并伤、无休克,手术时间越早越好,一般不应超过24 h,6 h之内为手术的黄金时期,因为损伤脊髓在此时期尚无遭受病理损害。对于马尾断裂,于伤后24~48 h手术。

3.脊髓损伤的治疗　这些年来随着实验研究的不断深入,对脊髓损伤的认识有了一些进展,应用在临床上的治疗方法也比较多,诸如早期减压稳定脊柱、脊髓局部降温、高压氧治疗、药物治疗等。实践证明,对脊髓完全性损伤疗效欠佳,不完全性损伤经过综合性治疗,神经功能会得到不同程度的恢复。

(1)局部减压和降温疗法　手术减压内固定,其本身就是脊髓外减压的措施之一,在手术过程中,可以同时检查脊髓。若有脊髓水肿、充血,将硬膜切开上下延长,直至无肿胀处,并放出液化坏死物质。如果脊髓肿胀严重、变硬,可在手术显微镜下观察脊髓后正中沟,用保险刀片或 15 号小刀避开脊髓后血管,延后正中沟切开,深度 5 mm 到脊髓中央管或中心部,长度 2.0 ~ 2.5 cm,清除血肿,解除压力,避免脊髓继发性损害。也可不切开硬膜和脊髓,行硬膜外连续冷疗。方法是取两根塑料管,于两根管的一端分别剪出几个侧孔,将两根管并列,侧孔端方向相反放置在硬膜旁边,两管的另一端各从椎旁肌肉组织中引出至皮外,用一针缝线固定于皮肤,使一根管为入管,另一根管为出管,用 0 ~ 4 ℃的冷盐水连续灌洗 6 h。缝合切口后回病房继续灌洗数天,促使脊髓神经恢复。

(2)高压氧治疗　高压氧治疗脊髓损伤,主要是改善脊髓组织的缺氧状态。目前认为脊髓急性损伤的病理变化是出血、水肿、组织缺氧而导致脊髓坏死,即使手术减压,也很难阻止损伤脊髓的病理进程。高压氧治疗脊髓损伤的作用机制,在于高氧合状态能提高血浆的携氧能力,从而改善局部组织的缺氧状态,以保存脊髓白质神经纤维免于退变坏死,而使截瘫恢复。同时高度氧合状态还能引起血管收缩,降低毛细血管内压力,减少液体及细胞从毛细血管壁外溢,以防止脊髓水肿。

治疗方法:将患者放置在高压氧舱内,通常 2.0 ~ 2.5 个大气压,在多人舱内用空气加压,患者用氧罩吸入纯氧;在单舱内则直接吸入加压的纯氧。每次 90 min,连续 3 次,每次间隔 3 ~ 4 h。氧吸入过多会出现不良反应,轻则头晕、恶心、耳鸣、食欲减退、乏力、脉快,重者头痛、嗜睡、胸闷、气短、四肢无力,甚至引起氧中毒,应引起注意。

(3)药物疗法

1)中药辨证施治:药物治疗早期局部肿胀、剧烈疼痛、胃纳不佳、大便秘结、舌苔薄白、脉弦紧,中药辨证论治的理论基础是督脉损伤,瘀血阻滞,经络不通。临床紧紧抓住这三个环节,按照各期的临床表现,辨证立法,组方用药。

脊髓损伤可分为四期:急性期伤后至 10 d,初期 10 d 至 1 个月,中期 1 ~ 3 个月,恢复期 3 个月以后。恢复停止时间一般认为胸腰段 2 ~ 3 年,颈段 3 ~ 5 年。

●急性期和初期:①颈段损伤,"黑玉断续膏"外敷,症见胸闷气短、呼吸频繁、咳嗽无力、身热无汗、脉弦数、舌苔黄。治以活血祛瘀、宽胸理气、清肺解热,方用当归汤加减。若腹部胀满、大便不下,上方加桔梗、大腹皮、莱菔子,大便秘结,上方加枳实、厚朴、大黄、芒硝。②胸腰段损伤,症见脊柱后突、肿胀瘀斑、腹部胀满、二便闭塞、脉弦数、舌苔黄,治宜活血祛瘀、消肿止痛、通便消胀,方用当归汤加减。若大便不下,方用柴胡、桔梗、番泻叶;若大便已下,腹胀减轻,全身情况好转,唯少腹膨隆,排便障碍,局部仍肿痛者,治宜理气养血、利水通便,方用大腹皮、莱菔子、芍药、泽泻、木香。该方可以连用,因为消肿利尿可以减轻脊髓水肿,有利于截瘫的恢复。

●中期和恢复期:创伤截瘫到中期和恢复期多出现两种情况。腰 2 以上脊髓平面损伤,多出现痉挛性瘫痪,临床上称为硬瘫;腰 2 以下为马尾神经,横贯性损伤则出现迟缓性瘫痪,临床上称为软瘫。

痉挛性瘫痪:症见两下肢不定时出现痉挛性抽搐,肌张力增强,肌肉挛缩轻,被动活动有阻力,病理反射阳性。治宜通经活络、舒筋除风、滋肝补肾,方用当归汤加减,并加以伸筋草、钩藤、杜仲。

迟缓性瘫痪:症见两下肢瘫软,肌肉萎缩明显,肌张力减弱,被动活动无阻力,深、浅反射消失,不出现病理反射。治宜温经通络、益气滋肾,方用当归汤加减,加以黄芪、桂枝、菟丝子、杜仲、骨碎补、黄精。

截瘫患者卧床日久,脏腑功能减弱,抗病能力低下,容易引起其他病变,临床以上述二法为基础,根据症状加减应用。如自汗、盗汗,加浮小麦、牡蛎;消化不良,加五味子、砂仁;小便失禁,加益智仁、桑螵蛸。

2)脱水利尿药:①甘露醇。一般用20%甘露醇作快速静脉滴注或注射,每次每公斤体重1～3 g,每隔4～6 h 1次。②七叶皂苷钠。

利尿脱水剂可以减轻脊髓水肿,改善脊髓的血液循环,对脊髓功能的保护和恢复有一定好处。

3)肾上腺皮质激素:用于治疗脊髓损伤,可有以下作用:预防或减轻脊髓水肿以减少神经组织的损害;在组织的血流灌注量不足时,能保护细胞膜使之不受损害;保护血管的完整性,有防止溶酶体及其他酶释放的作用;抑制儿茶酚胺的代谢与聚积;对脊髓白质有显著的稳定作用。

有关激素的用量、用法和时间,临床认识颇为不一致。一般来说,常用的激素和首次剂量为地塞米松15 mg加入5%葡萄糖注射液静脉滴注,每日1次。以后按每日全量递增,3～4 d再按首次全量递减直至停药。激素要在伤后早期使用,不超过8 h为最好。

利尿脱水和激素类药物,容易引起水盐代谢紊乱、诱发消化道出血、炎症扩散等。应用期间,要经常做血液生化检查,防止低钾血症,有溃疡病史者忌用,并要配合足量的抗生素。

4)神经营养剂:三磷酸腺苷40 mg、细胞色素C 30 mg(皮试)、辅酶A 50 U,加入5%葡萄糖注射液内静脉滴注;B族维生素如维生素B₁、维生素B₆、维生素B₁₂,复合维生素B可用于各期患者。液体输入应限制总量,成人每天1 500～2 000 mL,包括所有的高渗药物在内。若患者高热、出汗、呕吐、腹泻,应酌情增加补液量和电解质。

(4)针刺疗法　针刺疗法是创伤截瘫恢复期的主要治疗方法之一。其理论基础是经络学说。按照截瘫患者恢复期所表现的截瘫肢体或部位,在有关经络上选取相应俞穴,并配合有关俞穴针刺,以疏通经络、调和气血、加强机体的抵抗能力,促使局部组织恢复和机体的代偿功能,从而达到治疗目的。

穴位选择一般可分为三种情况:整体选穴(循经)、局部选穴、整体与局部结合选穴。在临床应用上要灵活掌握,兼以调节整体。常用的穴位如下。

督脉:大椎、陶道、身柱、神道、至阳、筋缩、脊中、悬枢、命门、腰阳关、长强。

华佗夹脊穴:由第2胸椎下缘两侧旁开3寸处,每隔1椎为1穴,直至第4腰椎,每侧8穴。还有手足三阳经穴,不再一一列出。

【预防和治疗并发症】

1.压疮

（1）病因 有以下4种。

1）气血瘀滞：脊柱损伤后因气血瘀滞不能达于肌表，卫外之气减弱，致使体表组织对压力的耐受性减弱，故身体的高突处如尾骶部、大转子、髂前上棘、腓骨小头、足跟、外踝、两肩胛等，容易形成压疮。

2）经络阻塞：脊柱损伤，累及督脉，瘀滞经络，使感觉、运动缺如，患者不能自主变换体位。

3）浸渍污染：脊髓损伤，二便失调，大小便浸渍污染，使局部皮肤糜烂、溃疡。

4）痉挛性瘫痪：因肌张力增强，两下肢挛缩抽动，相互触碰摩擦和挤压，久之形成压疮。

（2）分类 压疮按程度分为一度、二度、三度、四度。按发病机制分为4期：①炎症浸润期；②浅层溃疡期；③化脓坏死期；④好转愈合期。

（3）症状诊断

1）炎症浸润期（又名压疮1期），受压部位皮肤呈红色或紫红色，组织轻度水肿，周围炎症浸润，有扩张趋势。

2）浅层溃疡期（又名压疮2期），炎症浸润范围渐大，水泡或浅层皮肤破溃成疮，经常有渗液流出。

3）化脓坏死期（又名压疮3期），也是压疮发展的严重时期，创面渐大，由表及里，坏死组织呈黑色，其边缘与健康组织分界处常有大量脓液流出，同时出现全身症状。

4）好转愈合期，炎症逐渐吸收，全身情况好转，肉芽新鲜，创面干净并逐渐缩小，趋向愈合。

（4）预防 预防压疮是治疗截瘫患者全过程中的一个重要环节，压疮一旦形成，治疗困难，愈合缓慢，稍有疏忽，范围扩大，由浅入深。何况截瘫患者功能衰弱，食欲不振，营养不良，创面渗出大量脓液进一步导致气血两亏，从而产生一系列激发病变，如羸弱、高热、尿少、全身水肿等，甚至因此而造成死亡，所以预防压疮更显得重要。截瘫患者伤后3 d为关键时刻，务必实施下列措施。①定时翻身：一般白天每2 h，夜间每3 h翻身一次。侧卧位膝髋关节屈曲时，两股骨髁和两踝之间要放置棉垫或小块海绵。②保持床单清洁平整，衣物、尿垫要常换，要经常保持会阴部的清洁卫生，防止大小便浸渍。③经常用温水擦洗、滑石粉涂抹、按摩骨突部位，保持皮肤干燥，促进气血流通。④加强肢体锻炼及被动活动，促进气血回流，预防关节挛缩。

（5）治疗

1）内服法：临床常用以下4种方法。①清热法：常用于压疮1、2期。这两期多呈现热毒偏盛，宜凉血清热解毒，方用当归汤加减，加以金银花、蒲公英、地骨皮。②温补法：适用于压疮2期。患者体质虚弱，畏寒肢冷，创面肉芽灰暗，脓液清而多，治宜补益气血、温通经络，方用当归汤加减，加以黄芪、干姜、桂枝、乌药。③养阴法：适用于压疮3期。疮面脓液清稀而带绿色，患者常有恶寒低、热、盗汗、五心烦热等阴虚表现，宜养阴解毒法，方用当归汤加减，加以熟地黄、沙参、玉竹、枸杞。④补益法：压疮迁延日久，体质虚弱、气血双亏者,宜双补气血,方用当归汤加减,加以人参、山药、鸡血藤、桂圆。

在内服中药的同时,要配合化验检查,予以必要的输血、补液、纠正酸中毒,并取脓液做细菌培养和药物敏感试验,选用敏感抗生素,采用中西医结合和全身支持疗法方能取得良好的效果。

2)外治法:包括局部换药法和手术法。①局部换药法:压疮 1、2 期,可选用美宝湿润膏涂擦敷盖,同时加强护理,变换体位,多能逆转愈合。压疮进入 3 期,待界限分明,将硬痂和坏死组织一并剪除,若范围较大可分期剪除。然后根据创面情况选用下列药物。若腐肉未尽,新肉不生,用祛腐生肌膏;创面干净,肉芽新鲜,用鸡蛋油涂抹,纱条覆盖。鸡蛋油制作方法:将鸡蛋清洗干净,用水煮熟,只留蛋黄。放入平底锅内,以木质或竹制锅铲压碎,越细越好。中火干煎,连续翻炒,直至有蛋黄油流出。②手术治疗:手术游离植皮,用于创面大而浅,肉芽新鲜者。手术后注意护理,受皮区避免再压或摩擦,否则不易成活;瘢痕组织切除缝合,用于伤口小而深且有无效腔,死腔周围瘢痕组织形成而愈合机会极少者。切净瘢痕,缝合皮肤可望一期愈合,若皮肤缺如缝合困难时酌情在伤口附近做转移皮瓣术,也可做骨突的部分切除术,以缩小或封闭创面。

2. 尿路感染

(1)病因 脊髓损伤后,由于排尿机制遭到破坏,早期表现为尿潴留,膀胱过分膨胀,需要持续导尿,加之长期卧床,膀胱内尿液不能排空、变换体位尿液反流、导尿管长期不换、更换尿管时无菌操作不严格等,都是引起尿路感染的原因。

(2)分类 尿路感染可分为急性感染和慢性感染。

(3)症状

1)急性感染:多发生在截瘫初期,或是慢性感染后急性发作,临床主要表现为发热、尿赤、大便干。由于脊髓损伤,感觉障碍,全瘫患者难以主诉尿急、尿频、尿痛等情况。不全瘫患者则会感到小腹疼痛,尿道口有灼热感或疼痛感。若上行感染波及肾脏,两肾区有叩击痛。

2)慢性感染:多因急性感染未能一次性控制反复发作而形成。慢性感染患者正气虚弱,抵抗力差,临床常见发热、恶寒,下午较重,恶心呕吐,不思饮食,气短乏力,面部及眼睑水肿,尿液混浊或黏稠。

尿路感染,轻者会影响膀胱功能的恢复,感染严重反复发作者可导致肾实质损害,并发恶性高血压、心动过速、眼底病变,以及氮质血症和难以纠正的酸中毒、贫血等,从而引发一系列全身症状。一旦发生尿路感染,应鼓励患者大量饮水,每日 2 500～3 000 mL,若不能饮足,应静脉滴注等渗葡萄糖或每日用生理盐水 500 mL,庆大霉素 8 万 U 冲洗一次,保持尿路通畅。中药内治加黄柏、瞿麦或口服三金片 3 片,一日 3 次。严重者用抗生素对症治疗。

(4)诊断 无论急性感染或慢性感染,结合病史、体温、尿液颜色及黏稠度,参考血和尿的常规检验,可以做出诊断。

(5)预防 尿路感染很难彻底控制,关键在于预防,管理好膀胱,因此需要下列措施。①抬高床头,有利于尿液下行排出,减少上行感染的机会。②导尿时严格无菌操作,在留置导尿期间不可让患者和家属随便将尿管拔出或插入,尿道口要经常用稀释的碘伏液擦洗。③定期更换尿管:以3~5 d更换1次为宜。每次拔尿管前要尽量排空尿液,拔管后等待3~4 h,待膀胱充盈后,给予热敷,协助患者排尿。排尿成功,不再插管,拔除尿管越早,感染机会越少。④定时放尿:白天3~4 h,夜间4~5 h一次,以保持膀胱的充盈度,预防膀胱萎缩不张。变换体位时要防止尿液反流。⑤多饮温开水,每日饮水量不要少于2 000 mL,饮水越多,排尿越多,有机械冲洗作用。⑥经常变换体位,淡盐水温敷小腹,针刺石门穴、水分穴、关元等穴。这些措施既能防止尿液中杂质沉淀膀胱底部而增加感染机会,又有利于尽早拔除尿管。

(6)药物治疗

1)中药治疗:尿路感染属于中医淋病范畴,根据急性感染和慢性感染的不同症状,临床常见以下几种类型。

①热毒型:症见口干苦而渴,不欲食,大便干,小便赤,舌质红,苔薄黄而干,脉弦数。治宜清热解毒,通利小便,方用当归汤加导赤散。②湿热型:症见口干而不欲饮,纳差,恶心或呕吐,尿混浊色黄,午后发热,脉滑数,苔白腻或黄腻。治宜健脾利湿,清热通淋,方用当归汤加黄柏、瞿麦、金钱草。③脾虚湿盛型:症见饮食不振,气短乏力,懒言,大便溏泻,小便混浊,面部眼睑和下肢有轻度水肿,脉沉缓,舌苔白,舌体胖、边缘有齿痕。治宜健脾利湿温肾,方用当归汤加山药、白术、黄芪、芡实。④肾虚湿热型:症见头晕目眩,五心烦热,腰痛尿频,渴不欲饮,脉沉细而数,舌淡红少津。治宜滋阴补肾,清热通淋,方用当归汤加黄精、扁蓄、车前子、栀子、木通。

2)西药治疗:①冲洗膀胱。既是治疗措施,也是预防措施。未感染的膀胱可用生理盐水500 mL,用密闭冲洗法,每日1~2次冲洗,预防膀胱感染;已感染的膀胱用8万U庆大霉素冲洗,同时温敷小腹,变换体位,反复操作,常可将膀胱底部如豆腐渣样的沉淀物冲出。经验证明,慢性尿路感染急性发作,高热不降,用大剂量抗生素难以奏效者,用上述方法,体温会快速下降。②抗生素的应用。截瘫患者为了预防并发症,多数在急性期和早期用过抗生素,一旦又并发尿路感染,就需要做尿液细菌培养和药物敏感试验,以便有针对性地选择抗生素,否则难以奏效。选用的抗生素,不要轻易更换,直到确无疗效时再更换或联合应用其他广谱抗生素。尿路感染,多为杆菌引起,一般常选用卡那霉素、庆大霉素、多黏菌素等。这些抗生素对肾脏有一定毒性作用,使用期间要严密观察,疗程一般不超过10 d。在肌内注射或静脉滴注的同时,还可口服喹诺酮类药物。

3.肺部并发症

(1)病因 颈髓损伤后,呼吸传导失去了传导功能,呼吸肌麻痹,出现呼吸困难,由于气体交换量下降,肺内分泌物增多。由于支配呼吸运动的神经、肌肉麻痹,咳嗽无力,支气管内的分泌物不易排出,痰液聚积肺内,容易并发感染。截瘫患者不能自主改变体位,而仰卧位时间相对较长,因肺部固定,容易发生坠积性肺炎。截瘫患者卧床日久,体质虚弱,抗病能力低下,平素常规护理翻身,处理大小便或压疮换药等,容易引起外感并发肺炎。

(2)分类 急性期呼吸困难并发肺炎;慢性坠积性肺炎。

(3)症状与诊断

1)急性期呼吸困难并发肺炎:在颈髓损伤后即可出现,临床表现张口呼吸、语音低微、吞咽困难、咳痰无力,两肺可以听到啰音或痰鸣音。另一突出症状为体温异常,多数表现为高热不降,少数表现为低温不降,其根本原因是体温调节中枢功能紊乱,产热和散热失去平衡所致。

2)慢性坠积性肺炎:常发生在中期或恢复期,多为继发感染引起,患者表现恶寒发热、咳嗽咳痰、胸闷不适、呼吸困难等。如果炎症进一步发展,大量的纤维渗出物及白细胞充满肺泡腔,可使肺组织发生变化,表现为呼吸困难加重,胸廓凹陷,叩诊浊音,听诊呼吸音微弱。

(4)治疗

1)急性期呼吸困难并发肺炎:保持呼吸道通畅,必要时行气管切开术或使用人工呼吸机辅助呼吸。高温不降或低温不升,用物理方法调温。高温不降,用酒精拭浴,室内放置冰块,在患者颈两侧、两腋窝、两大腿之间放置冰袋等。低温不升,升高室温,冰袋换成热水袋,或用电热毯等,输液、输血要加温。取痰液标本做细菌培养和药物敏感试验。选用有效的抗生素。给药途径除重点静脉滴注外,尚可经气管切开直接滴入。

中药治疗:治宜清热宣肺、化痰止咳,方用当归汤加黄芩、知母、金银花、桑叶、花粉、蒲公英;高热神昏者,可服用安宫牛黄丸化服。

2)慢性坠积性肺炎:治宜益气健脾、温化痰饮,方用当归汤加减,药用党参、山药、黄芪、半夏、川贝、桔梗等。若痰液稠黄,舌红者,当归汤加减半夏、沙参、黄芩、葶苈子、川贝、泽泻或口服橘红丸。

【心理治疗与功能锻炼】

人体因创伤和疾病滞留的功能障碍,通过心理治疗、功能锻炼、推拿按摩、针灸理疗、药物手术等方法,使残存功能得到最大程度的恢复。并运用现代科学技术,借助于电子装置和其他系统实现理想的生活和工作,使患者残而不废,从而减轻患者、家庭和社会在精神和经济上的负担,这就是康复的基本内容和目的。康复目前已成为医学领域独立的科学,它涉及的范围广,联系的学科多,在此不予详述。现仅就创伤截瘫患者的心理治疗和功能锻炼做一扼要介绍。

1.心理治疗　心理治疗这项工作对创伤截瘫患者来说尤为重要。这些患者在意外事故中受伤,经过一段治疗,见效甚微,就会引起心理上的变化,从而产生怨恨、内疚、抑郁、愤懑的心态,随之对生活失去信心,悲观失望,情绪低落,甚至痛不欲生。临床常见到此类患者不配合治疗,有的趁人不备向床下翻滚,有的将头向床沿上磕碰,以寻求自尽。因此医护人员包括家属和亲友,切不可在患者面前流露为难、失望情绪,而应该根据患者不同的心理状态,进行安慰鼓励,尽量使其精神愉快、性情开朗,正确对待疾病,正确对待生活和工作,树立坚强的意志,使自己残而不废,争取对社会、对人类做些有益的贡献。具备了这样的思想基础,才能发挥患者的主观作用,才能以顽强的毅力,及早配合治疗和各项康复计划。

2.功能锻炼　功能锻炼是脊柱骨折脱位并脊髓神经损伤综合治疗全过程中的一个重要环节,临床应根据不同情况,尽早制订方案,开展功能锻炼,以配合综合治疗。对无截瘫或不完全性截瘫的胸腰段损伤,本节垫枕复位法中已做过介绍,现将截瘫患者的卧位锻炼、坐位锻炼、下床锻炼简述于下。

（1）卧床锻炼　即初、中期的床上锻炼,其间骨折脱位尚未稳定和愈合,患者不能坐起和下床(手术内固定可早期下床),可以在床上卧位,锻炼上肢未瘫痪的肌肉和肌群,增强臂力,为日后架拐、扶杠、上下轮椅和使用其他工具打好基础。先进行抬肩、耸肩和上肢的高举、内收、外展、扩胸等活动,继而做肘、腕各关节的屈伸活动。与此同时,也要注意对瘫痪肢体各大、小关节做被动按摩活筋,保持各关节原有的功能范围,预防其挛缩。尤其需注意仰卧位下肢伸直时,踝关节要保持90°位,并制作支架保护,防止被褥、衣物等压在足尖上,久之造成足下垂。对已有挛缩粘连的关节,给予按摩活筋,先从足、手小关节开始,再依次做踝、膝、髋和腕、肘、肩诸大关节的伸屈、旋转活动。随着患者创伤和体力的逐渐恢复,可以用力配合翻身和自己抓床翻身以及自己抓床沿练习翻身,为坐起打好基础。

（2）坐位锻炼　脊柱损伤2～3个月已基本恢复,患者全身情况好转,在卧位锻炼的基础上行坐位锻炼。患者突然坐起,可能会出现直立性低血压,感到头晕、恶心,可以先由背靠再到坐位。其间借助扩胸器、握力器、哑铃等体育器材,增加锻炼的强度;利用专门设置的支架、吊环、拉绳等,练起坐和引体向上。随着锻炼进程和体力的恢复,逐渐增加锻炼次数,延长锻炼时间。若是上胸段损伤对躯干控制不稳的患者,还要锻炼坐位的平衡姿势。随着臂力的增加,自己抓住床沿左右翻身,自己穿脱衣服、鞋袜。在家属的帮助下,由床上移动到轮椅上,再由轮椅上回到床上,并逐渐达到不需要别人帮助自己能上下轮椅,为下床锻炼打好基础。

（3）下床锻炼　分两个阶段。先练站立,再练行走。站立是行走的基础,不会站立则无以谈行走;行走是锻炼的目的,能够行走才能如愿地生活和工作。

1）站立:开始需穿戴下肢支具,诸如竹片、夹板、石膏板以及其他特制支具。支具的形式与固定范围应依截瘫的平面和程度而定,损伤平面高,固定范围大,损伤平面低,固定范围小。支具的作用是保护关节,其中以维持膝关节的伸直位最重要,否则会因膝发软而跌倒。站立位体重的重心应落在髋关节之后、踝关节之前,才能使身体保持平衡。站立的程序:趴床边站立→靠墙扶拐站立→扶拐站立→扶人站立。

2）行走:开始先使用牢靠的双杠或四轮步行车练习步行,经过一个阶段,架双拐在医护人员的帮助下练三点步态及四点步态。三点步态是以两手架双拐,两足靠拢成为三个支撑点,行走时先将两拐向前移一步,然后凭借腰背部肌肉收缩提起骨盆,配合两拐的支撑,两下肢同时甩向前方。四点步态前移的顺序:抬右拐、抬左足、抬左拐、抬右足。该法只能是患者两下肢分别有能力前跨时才能够使用,移动时始终保持三点着地比较稳定安全。在练步的同时,医护人员或家属在患者身后抓住特制的腰带,两掌心向上,并随着患者的快慢动作,既起到协助移动作用,也起到保护作用。通过锻炼逐渐达到由两手提腰带→单手提腰带→护行,并由双拐换成双手杖→单手杖→自行,为将来的生活就业打好基础。

脊柱、脊髓损伤为常见疾病。虽然目前对创伤截瘫还缺乏根本有效的治疗措施,但临床实践证明,对截瘫伤员如果能够做到及时地现场急救,合理转运,到医院又能及时正确地诊断、抢救与治疗,制订周密的护理计划,减少或杜绝并发症,分期指导患者做不懈的功能锻炼等,不但会大大降低截瘫患者的死亡率,而且能够促使瘫痪肢体功能的进一步恢复。

第二节　肋骨骨折

肋骨俗称"胁肋",又称"软肋"。《医宗金鉴·正骨心法要旨》说:"肋者,单条骨之谓也,统胁肋之总。"又说:"脊梁骨其形一条居中……其两旁诸骨,附结横叠而弯合于前者为胁肋也。"

肋骨是构成胸廓的主要框架,后接脊柱,前连胸骨,借肌肉、韧带、隔膜形成胸腔,是心肺的重要屏障。肋骨12对,上7对借助肋软骨与胸部相连称真肋;下5对中的第8、9、10肋骨依次与上位肋软骨相连,称假肋;末2对肋骨前缘游离,称浮肋。肋骨大致扁平呈弓状,皮质骨较薄,内含松质骨,富有弹性,有缓冲外力的作用。上下肋骨之间,有肋间内肌、肋间外肌交叉附着,将肋骨连成一体。两肋之间有肋间神经和血管通过,肋骨骨折错位容易使其损伤。1～3对肋骨较短小,又有锁骨、肩胛骨、上臂保护,非强大外力不易损伤;末2对浮肋弹性较大也不易损伤,因此较常见的肋骨骨折为4～9对。肋骨骨折本身的治疗容易,威胁患者生命的是肋骨骨折并发内脏损伤和气血胸。

【病因与分类】

1. 病因

(1)直接外力　直接外力所引起的骨折常发生在暴力作用的部位,如棍棒、刀伤,拳头挤伤,硬物顶伤等。所引起的骨折多呈横形或粉碎性,其移位特点为往往向内陷入,容易引起胸腔内脏损伤。

(2)外力传导　传导外力引起的骨折不发生在暴力作用的部位,如胸壁受到前后挤压力时,则引起侧方的肋骨骨折;受到侧方挤压力时,则多引起肋骨与肋软骨交界处骨折,而且常为多发性,其移位特点为多向外突出,造成内脏损伤的机会较少。此外,老年人支气管炎剧烈咳嗽、产妇分娩或其他原因引起肌肉强烈收缩等,亦可引起肋骨骨折,但临床较少见,而且由于上下肋间肌的固定,大多无明显移位。

2. 分类

(1)按骨折移位分类　有移位骨折、无移位骨折。

(2)按骨折的数目分类　单一肋骨骨折、多发肋骨骨折。

(3)按骨折的严重程度分类　一处肋骨骨折、多发多段肋骨骨折。

(4)按是否有合并症分类　单纯肋骨骨折、肋骨骨折合并气血胸(或内脏损伤)

【症状与诊断】

1. 症状

(1)单一肋骨骨折　症状较轻,患者多能行走,咳嗽、深呼吸、打喷嚏及扭转身躯时疼痛加重。局部微肿,痛点固定,无明显畸形。有时可触摸到骨擦感,胸廓挤压试验阳性,多无全身症状。

(2)多发肋骨骨折　病情较重,可见局部肿胀,可触及有皮下积气,咳嗽、呼吸、挺胸会使疼痛加剧,患者多不敢大声说话,喜坐位,常用手保护骨折部位。

（3）多根肋骨两处骨折　由于骨折两端失去支持,常见胸壁软化下陷而失去正常形态,表现为吸气时骨块向内陷入,呼气时骨块向外膨出,即所谓的连枷胸。因胸腔内两侧压力不等引起纵隔摆动,阻碍静脉血回流,影响循环功能,患者常表现气短、呼吸困难,甚至出现呼吸窘迫、口唇发绀等危及生命的紧急症状,若在肺损伤存在的情况下,容易引起呼吸窘迫综合征。

（4）肋骨骨折合并血气胸

1）气胸:气胸是肋骨骨折常见的并发症。胸廓损伤后外界空气可以通过胸壁损伤的伤口或肺损伤的破裂处进入胸腔形成气胸,通常分为三类。①闭合性气胸:胸内积气与外界不通。积气少,可没有症状;积气多,肺组织受压严重,患者表现胸闷、气短、呼吸急促,伤侧肺呼吸音减弱,伤侧胸廓膨隆,上胸部叩诊呈鼓音。②开放性气胸:胸壁有伤口与外界相通,因胸腔两侧压力失去平衡,随呼吸引起纵隔摆动,对呼吸和循环系统产生更为明显的影响,会造成严重缺氧、发绀和休克。③张力性气胸:肺或支气管损伤后形成活塞,气体只能进入胸腔而不能排出,使胸腔内压力逐渐升高,患者表现呼吸困难、躁动不安、发绀和休克,有广泛的纵隔或皮下气肿,气管向健侧明显移位,常见伤侧前胸膨隆,叩诊呈鼓音,听诊呼吸音极度减弱或消失,健侧呼吸音代偿性增强。X射线检查可见肺萎缩,气管与纵隔向健侧偏移。

2）血胸:多因肋骨或胸骨骨折刺破胸壁血管或胸内脏器,血液流入胸腔所致。若破裂的血管自行阻塞,出血停止,称为非进行性气胸;若出血不止,患者症状逐渐加重者,称为进行性气胸。临床表现与手术血管的大小、出血时间的长短和积血量的多少有关。少量血胸,可以没有明显的自觉症状,大量的血胸则出现面色苍白、脉搏细弱、血压持续下降、心率加快等休克症状。由于积血压迫肺和纵隔而同时表现呼吸困难、口唇发绀。检查可见肋间隙充盈饱满,叩诊呈实音,听诊呼吸音减弱或消失。若气血胸同时存在,上部叩诊呈鼓音,下部呈实音。胸穿可以抽出血液。X射线检查:血胸可见阴影,血气胸可见液平面(图4-1)。

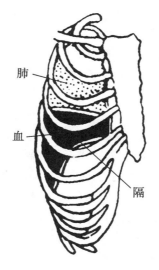

图4-1　血气胸

2.诊断　根据病史、临床症状和 X 射线或 CT 检查,可以做出诊断。

【治疗】

1.肋骨骨折本身治疗

(1)单一肋骨骨折　症状轻微,"黑玉断续膏"外敷即可,1 周更换一次,4 周左右即可愈合。

(2)多发肋骨骨折

1)胶布固定法:扶患者坐位,两臂外展,当患者在呼气之末,将准备好的第一条胶布贴在骨折的中心部位(胶布条宽 7 cm,长以两端能超出前、后腋中线各 5 cm 为宜),接着以叠瓦状(重叠约 1/3)在第一条胶布上、下各增贴数条,直到跨越上、下各两条健康肋骨为止。胶布固定虽然能限制骨折端的摩擦,减轻痛苦,但胶布没有弹性,不利于呼吸、咳嗽和排痰,由于使用较为不便,且部分人存在胶布过敏现象,现在较少使用。

2)弹力胸带固定法:"黑玉断续膏"外敷,弹力胸带分固定部分、结合部分,共 3 条弹力带和 2 条肩带。使用方法:将固定部分放置在伤侧,把 3 条弹力带平行拉紧绕过健侧返回,将末端的尼龙粘合带固定在结合部。2 条肩带经过肩部,亦与结合部黏合。该法能够起到有效的固定,减轻疼痛。由于弹力部分的舒缩,有利于呼吸、咳嗽和排痰,而且固定方便,可随时调整松紧。

弹力胸带的制作方法如下。

①固定部分(非弹力部分):里层可用纯棉布,外层用黏合布(双层透气布料),长度以超过患者胸围一半为宜,一般长 50 ~ 70 cm,宽 30 cm。②弹力部分:采用 3 条弹力带,每条 20 ~ 30 cm,宽 6 cm。③肩带 2 条:长 45 cm,宽 3 cm。为了使用方便,可变动尺寸,制作大小不同的型号。

(3)多发多段肋骨骨折

1)肋骨牵引固定法(俗称吊巾钳):用于胸壁软化范围大,凹陷畸形严重,呼吸极度困难的伤员。严格无菌操作,在浮动胸壁的中央区,选择 1 ~ 2 根肋骨,通过滑轮牵引装置,消除胸壁浮动,矫正胸廓畸形,改善呼吸功能,能预防呼吸窘迫综合征、低氧血症的发生。牵引重量 1 ~ 3 kg,牵引时间 1 ~ 2 周。

2)肋骨记忆合金固定术:手术操作简便,不用骨钻,减少了术中出血,避免了钢板固定广泛剥离骨膜而易出现的骨不连,减少了对胸膜的刺激。

2.合并症的治疗

(1)气胸

1)闭合性气胸:积气量少,症状不明显者,不需要特殊处理,卧床 2 周左右,积气会自行吸收。若积气量多,症状明显者,临床症状不见好转,说明继续漏气,应做闭式引流。

2)开放性气胸:先用灭菌敷料密闭伤口,而后清创、缝合及闭式引流,多数可以痊愈。少数患者合并胸内脏器严重损伤,可扩大伤口或另做剖胸切口进行探查处理。

3)张力性气胸:随着胸腔内压力升高,症状严重而危及生命者,必须做紧急处理。先做穿刺减压,继续闭式引流。若是肺部较小的伤口漏气,多数在伤后 1 ~ 2 d 内停止;倘若引流后漏气不止,检查肺扩张很差或不复张,应注意有无支气管破裂的存在,及时行支气管镜检查诊断后转胸外科处理。

（2）血胸 少量血胸可自行吸收,不必胸穿抽吸。大量的血胸,应及时做胸腔穿刺,抽出积血,使肺及早复张。合并有气血胸者,应及时做胸腔闭式引流,排除胸腔内积血,控制感染。

3.药物疗法

（1）中药治疗 胸廓为心肺之屏障,胸胁为肝经之道路,胸腔为肺之分野,清阳之所在。肋骨骨折必伤气血,轻则离经之血阻滞经络,瘀于胸壁则引起肿胀疼痛,重则淤积胸腔,侵占阳位,逼迫心肺,险象环生。临床根据气血瘀滞的部位和症状表现,进行辨证立法,选方用药。

1）气血瘀滞胸壁:常见于一般肋骨骨折,临床表现为局部症状明显,全身症状轻微,治疗以局部为主,兼顾全身。宜活血理气、通经止痛,方用逐瘀接骨汤加柴胡、桔梗。若咳嗽、咳痰,加半夏、川贝。

2）气血淤积胸壁:多为肋骨骨折并发血气胸。临床表现不但局部症状明显,而且全身症状突出,治疗当以全身症状为主而兼顾局部。若血气胸血量少者,治宜宣肺散瘀、顺气、活血、止痛,方用当归汤加柴胡、桔梗;血量多者,治宜活血祛瘀、宽胸理气,方用当归汤加三七、香橼、陈皮;若瘀攻心肺,出现危症,应加服麝香0.1 g,一日2次。

3）中后期病情稳定,治宜通经活络、接骨续筋,当归汤加黄芪、人参、木瓜等。

（2）抗生素的应用 连枷胸伤员多合并肺损伤,应及时用激素治疗,以大量短程为治疗原则。临床常用地塞米松40～60 mg一次静脉滴注,视病情可连用2～3 d。可减低肺血管阻力,保持血管内膜完整,减少肺组织水肿,减轻右心负担,促进动脉血氧分压回升。

（3）支持疗法 大量血胸或进行性血胸,应及时输血纠正休克,输液量每日控制在2 000 mL,同时配合利尿剂,以防发生肺水肿。液体输入应以胶体为主,不宜单纯输入晶体液。有认为肺损伤对晶体液十分敏感,临床观察到连枷胸伤员在给予生理盐水后常发生呼吸窘迫综合征。因此用晶胶混合液比较合适,如5%碳酸氢钠、低分子右旋糖酐、白蛋白或甘露醇和适量晶体液组成混合液的应用,可以把深入肺泡、肺间质的液体迅速吸收回血液,消除肺水肿,改善肺功能,防止呼吸窘迫综合征,且可迅速扩容,纠正休克,维护肾功能。

第三节 骨盆骨折

骨盆又称盆骨,由骶骨、尾骨和两侧髋骨（髂骨、坐骨、耻骨）构成。后侧骶骨与两侧宽大的髂骨形成骶髂关节,其骨面接触大,韧带连接坚固,是保持骨盆稳定的主要结构;前面两侧耻骨组成耻骨联合,是个薄弱环节。整个骨盆形如漏斗,称为骨盆环。骨盆的周围附有众多肌肉,骨盆壁有丰富的血管和静脉丛,骨盆腔内有重要的脏器和组织（如膀胱、输尿管、神经、血管、生殖器等）,因此严重的骨盆骨折脱位,易合并脏器损伤,而且出血量大,休克的发生率也高。

骨盆位居脊柱和两下肢之间,是承上启下的桥梁,躯干的重力必须通过骨盆才能传导到下肢,而下肢的运动也必须通过骨盆才能改变躯干的位置和形态。骨盆的后方有两个负重弓,一是骶股弓,由两侧髋臼斜行向上通过髂骨增厚部达到骶髂关节与对侧相交而成,在站立时支持体重;二是骶坐弓,由两侧坐骨结节向上经髋骨后部至骶髂关节与对侧相交而成,在坐位时支持体重。前方上、下各有一个束弓,上束弓约束骶股弓,下束弓约束骶坐弓。

这两个束弓也叫作副弓,其作用是防止骨盆向两侧分开,但主弓有骨折时,副弓大多同时骨折。严重的骨盆骨折脱位,若复位不良,畸形愈合,常影响行走步态和负重功能,在育龄妇女还会影响分娩。因此,对骨盆骨折患者应仔细检查,全面诊断,其治疗重点是纠正休克,整复畸形,以恢复骨盆环的完整。

【病因与分类】

1.病因 引起骨盆骨折的原因有直接暴力、间接暴力和混合暴力。

(1)直接暴力 常见以下情况:髂骨、骶骨、耻骨联合部等骨突出部位,容易遭受打击、碰撞而发生骨折;无防备的情况下猛然坐地,可引起尾椎骨折;枪弹、弹片等火器伤则造成开放性骨盆骨折,常合并脏器损伤。

(2)间接暴力 多见于运动创伤,急骤跑跳,肌肉猛烈收缩,常引起肌肉起止部的撕脱骨折。如缝匠肌强烈收缩可引起髂前上棘撕脱骨折;股二头肌强烈收缩可引起坐骨结节撕脱骨折;股直肌强烈收缩可引起髂前下棘撕脱骨折。

(3)混合暴力 系指骨盆骨折或骨折脱位,是由直接暴力和间接暴力共同作用的结果。其损伤方式以骨盆前后方或侧方受到强大暴力的挤压为多见,如房屋倒塌、交通事故、矿井塌方、路桥施工等均属此类损伤。骨折脱位不但发生在受力部位,而且暴力沿骨盆环传导也可以发生在非受力部位。这类损伤常使骨盆的完整性和连续性遭受破坏。如果骶髂关节韧带断裂或伴有髂翼和骶骨骨折,在脱位和骨折存在的情况下,由于腰肌和腹肌的牵拉,伤侧半骨盆可向后上方移位,加上髂翼骨折呈现内翻或外翻使骨盆发生不同程度的变形。同时由于骨盆壁损伤严重,常伴有休克和盆腔内的脏器损伤。

2.分类 骨盆骨折的分类方法较多,有按解剖部位分类,有按放射学分类,有按严重程度分类,也有按病因病机分类等。各种分类虽然侧重点不同,但就其骨折本身来说,大都以骨折后是否影响骨盆环的稳定来作为准则。因此骨盆骨折后从解剖结构的稳定性及治疗观点出发可分为稳定骨折和不稳定骨折脱位;从有否合并伤来分,又分为单纯骨盆骨折脱位和骨盆骨折脱位合并脏器损伤。

(1)稳定骨折 表现为骨盆环一处或几处骨折,但骨盆环的稳定性未遭到破坏。属于此类骨折的有:前环耻骨支或坐骨支骨折;髂前上下棘、坐骨结节等处的撕脱骨折;髂骨、骶骨裂纹骨折;尾骨骨折(该骨折虽然不影响骨盆环的稳定,其骨折本身应属不稳定骨折)等。

(2)不稳定骨折脱位 表现为骨盆环两处以上或前环和后环联合损伤,并发生移位和脱位使骨盆的稳定性遭受破坏。按其受伤机制又可分为压缩型(侧方受到挤压)、分离型(前后受到挤压)和中间型。前两型多合并骶髂关节脱位、髂骨后部骨折及骶孔直线骨折使骨盆旋转变位。临床常见以下表现形式:①一侧耻骨上下支骨折合并耻骨联合分离。②一侧耻骨上下支骨折合并同侧骶髂关节脱位。③髂骨翼骨折合并耻骨联合分离。④单侧骶髂关节脱位合并耻骨联合分离。⑤双侧耻骨上下支骨折合并髂骨翼骨折或骶髂关节脱位。

【症状与诊断】

1. 症状

（1）稳定骨折　受伤部位肿胀、疼痛，压痛明显，或有皮肤擦伤和皮下瘀斑，全身症状轻微，无畸形表现。若是髂前上、下棘骨折，大腿后伸疼痛加重；若是坐骨结节撕脱骨折，屈髋、屈膝时疼痛加重，局部可触到活动的骨折块。尾骨骨折坐位时疼痛加重，尾椎处压痛明显，肛门指诊有触痛。稳定骨折因负重弓完整，患者一般可以下床活动，多数能自行就诊。

（2）不稳定骨折　肿胀疼痛较重，有大面积皮下瘀斑，甚至波及阴囊、腹股沟和臀部，多出现全身症状，可见到骨盆倾斜或旋转畸形。患者多不能坐起、站立，甚至不能在床上方移位，局部压痛明显，两下肢不等长；髂骨翼内翻损伤，伤侧髂前上棘至肚脐的距离缩短，髂骨翼外翻损伤，髂前上棘至肚脐的距离增大而长于对侧。左骨盆挤压或分离试验疼痛加剧，但对于严重骨盆骨折合并内脏损伤患者该试验不宜应用。

X射线片或CT三维重建可明确骨折部位和骨折类型。压缩骨折因髂骨内翻（或内旋），在正位X射线片上其宽度比对侧窄，耻骨联合也往往被挤离中线向对侧移位或耻、坐骨支骨折发生架叠，而闭孔变大；分离型骨折因髂翼外翻（或外旋）由斜变平，其宽度增加而闭孔变小，出现耻骨联合向同侧移位或耻、坐骨支骨折端分离。无论髂骨翼内翻或外翻骨折，凡有向上移位者，耻、坐骨支骨折均能发生上下移位。

（3）常见并发症

1）休克：骨盆为松质骨，髂内动、静脉的壁支紧靠骨盆壁行走，加之盆壁静脉丛多而又无瓣膜阻挡，严重的骨盆骨折常有大量出血。出血量大可沿腹膜后疏松结缔组织间隙蔓延形成腹膜后血肿，患者除出现腹胀、腹痛、腹肌紧张等腹膜刺激症状外，还表现面色苍白、四肢湿冷、脉搏加快、血压降低等程度不同的休克征象。大的动脉血管破裂，患者会很快死亡。为了与腹内脏器损伤做鉴别，需进行诊断性穿刺。又认为即使腹内脏器无损伤，腹膜后血肿也常向腹腔游离渗透致穿刺阳性，故临床上将腹膜后血肿作为急腹症探查者屡见不鲜。尽管如此，大多认为腹腔穿刺仍有一定诊断意义。做B超检查常能提供可靠的诊断依据。此外下述几点有助于临床鉴别。

①腹膜后血肿的叩诊浊音区，不因体位改变而移动，肝浊音区不变，听诊时肠鸣音在伤侧可减弱或消失；而腹腔脏器损伤之出血，可出现移动性浊音，胃肠穿孔者并有肝浊音区消失。②单纯的腹膜后血肿引起腹肌紧张和压痛，越近后腰部越明显，越近前腹部越轻微，且多局限于伤侧及下腹部。腹肌紧张程度于深吸气时检查常可减轻。腹腔内脏器损伤则可引起全腹肌紧张和压痛，有时可达"板状腹"，腹式呼吸常减弱或消失。③于腹膜后间隙注射0.25%普鲁卡因150～200 mL，如系腹膜后血肿引起的假性腹膜刺激症状，注射后症状可大为减轻或消失，若是腹腔脏器损伤引起的腹部症状，则注射后无效。

2）尿道损伤：为骨盆前环骨折常见的并发症，且多见于男性。临床表现小腹部膨隆，不能自行排尿，尿道口滴血或有血迹。尿道完全断裂常致导尿失败。肛门指诊：前列腺移位，会阴部有血肿。尿外渗可蔓延至会阴、阴囊、阴茎和前腹壁。外渗尿液容易引起组织坏死和感染。临床以后尿道损伤为多见。

3)膀胱损伤:骨盆骨折时,若膀胱处于充盈状态最容易受伤,因为在骨折的刹那间,充盈的膀胱胀大、壁变薄、移动性小,或受到挤压或被骨折刺伤,都会引起破裂。因挤压损伤者,破裂口常大,骨刺伤者,破裂口较小。若破口位于腹膜外,尿液则积于膀胱前壁周围,可见到少腹饱满,压痛明显,无腹膜刺激征,患者有时可排出少量血尿;若是腹膜内破裂,因尿液迅速流入腹腔,引起腹膜炎而出现腹痛、恶心、呕吐、腹肌紧张等腹膜刺激症状,因膀胱空虚,不能排出尿液。

4)神经损伤:合并神经损伤较为少见,因此一旦神经损伤则容易忽略而漏诊。错位严重的骨折脱位,可见坐骨神经和股神经损伤,临床表现下肢肌力减弱、功能障碍、感觉迟钝或消失、皮温低、肌肉萎缩等。

2.诊断　依据病史、临床症状和体征,结合物理和生化检查,可以做出诊断。

【治疗】

1.骨盆骨折的治疗

(1)稳定骨折

1)单纯前环耻骨支、坐骨支骨折:不论单侧或双侧,除个别骨折块游离突出于会阴皮下,需手法推挤到原位,以免畸形愈合影响坐、骑之外,一般不需手法整复。卧床休息,"黑玉断续膏"外敷,口服逐瘀接骨丸 5 g,每日 2 次,3～4 周即可下床活动。

2)撕脱骨折:一般移位不大,卧床休息,改变体位以松弛有关骨折块附着的肌肉,减少其对骨折块的牵拉,有利于骨折块的稳定和愈合。如髂前上、下棘骨折,将膝髋关节限制在屈曲位;坐骨结节骨折,将患侧下肢限制于伸髋屈膝位,"黑玉断续膏"外敷,口服逐瘀接骨丸 5 g,每日 2 次,4～6 周下床功能锻炼。

3)尾椎骨折:患者取侧卧位,术者戴手套,涂上润滑剂,将示指缓缓伸入肛门,抠住前移的骨折块,拇指在外抵住骶骨,两指同时用力,使骨折块恢复原位。"黑玉断续膏"外敷,双"8"字形绷带固定,口服当归汤,3～4 周即可下床。无论能否保持对位,也应鼓励患者及早下床锻炼,预防局部组织粘连挛缩。

(2)不稳定骨折　对不稳定骨折的治疗,关键在于整复骶髂关节脱位和骨盆骨折的移位,最大限度地恢复骨盆环的原状。治疗方法应根据骨折脱位的不同类型,采取相应手法,配合单向或双向皮牵引或骨牵引等综合措施来保持复位后的稳定。若对位不良,畸形愈合,轻则遗留局部疼痛,重则跛行,伤侧下肢缩短而影响负重和劳动。因此对骨盆骨折脱位必须进行良好的复位。

1)单纯耻骨联合左右分离:分离较窄者对挤法使之复位,复位后用"黑玉断续膏"外敷,双"8"字形髋腹固定法。分离较宽者,用上法复位后再用骨盆兜悬吊以维持复位,均可获得满意复位。

2)骶髂关节脱位合并附近髂翼骨折或骶骨骨折:半侧骨盆向上移位而无髂翼骨折内翻或外翻移位者,纵向牵拉,术者向远侧推,使骶髂关节复位,并配合同侧大重量牵引维持。治疗步骤:①先行股骨髁上牵引,备好牵引装置;②水平位纵向牵拉复位:助手 2 人,健侧一助手拉住会阴部向上拉,另一助手站在患侧拉住踝部向下拉,术者站立患侧,两掌相叠按住髂嵴。在术者统一指令下,令两助手徐徐用力对抗牵拉,术者用力推髂嵴向下使之复位;③保持对线,挂上牵引装置,重量 10～15 kg,一般不会出现过牵。持续牵引不得少于 8 周,重量不足或减重过早是再脱位的主要原因。

3)骶髂关节脱位合并髂翼骨折外翻移位者(分离型):复位步骤同上,唯术者注意在各助手相对牵拉的同时,双掌从髂翼的外上方向内下方推挤,使之复位。若有残留移位者,再给予侧方对挤,使折面对合更加严密。为了保持复位后稳定,需配合骨盆悬吊牵引,因为单纯下肢牵引,会加重髂翼外翻移位,只有双向牵引,方能保持复位后的稳定。

4)骶髂关节脱位合并髂翼骨折内翻移位者(压缩型):复位步骤同上,唯术者在各助手相对牵引的同时,用手掌自患侧髂骨翼的前内方向外下方推压使之复位,挂上同侧下肢牵引装置。该型骨折不宜悬吊,因骨盆悬吊会挤压伤侧髂翼内翻,单向下肢牵引,其力量通过髋关节牵拉,不但能防止骶髂关节再脱位,而且能使髂翼自然外翻,有利于纠正髂翼内翻移位。

5)髂翼骨折外翻移位合并耻骨联合左右分离,骶髂关节无后上脱位者:可用骨盆夹固定。先将每侧两根斯氏针插入髂骨翼,用手法复位后,在腹前以框架连接,调节框架连杆之长短和位置,可起到固定作用。移位较轻者,手法复位后单用骨盆夹固定。

6)陈旧骨盆骨折合并骶髂关节脱位:时间在 1 个月之内者,用手法复位和大重量牵引维持,能够使严重的骨盆畸形得到部分或大部分纠正,亦可在两髂前上棘处穿上斯氏针,使之成半环,系绳做交叉悬吊牵引。

2. 合并症的治疗

(1)出血性休克　骨盆骨折并发出血性休克,是早期致死的主要原因,快速及时地补充血容量以纠正休克,是治疗骨盆骨折的重要措施。若血源一时不济,可用双管道输入生理盐水或血浆代用品,继而补充全血,直到血压回升,输血量常需 2 000 ~ 3 000 mL。休克纠正前不宜搬动患者,待病情稳定后,方可处理骨折。对腹膜后血肿,一般不主张手术治疗,实在需要剖腹探查者,一定要备足血源,谨慎从事,否则会因剖腹后腹腔内压力减低而加重出血,以致患者死在手术台上。对个别患者抗休克无效而又无其他部位出血时,可能为盆腔大血管损伤,可考虑探查结扎髂内动脉,但往往难以奏效。

(2)尿道及膀胱损伤

1)尿道损伤:宜先试插导尿管,导尿成功后,将尿管留置 2 ~ 3 周,以待损伤处修复愈合。在此期间要注意保持导尿管周围的清洁卫生,不可更换尿管以防再插失败。如果试插不成功,可在导尿管内套上钨丝再行试插,且不可用金属导尿管强行插入,以免造成假性尿道而加重损伤。若导尿失败,在病情许可的情况下,做耻骨上膀胱造瘘术及尿道会师术,凡尿道损伤患者,日后会因瘢痕形成而引起尿道狭窄,需定期行尿道扩张术。

2)膀胱损伤:应行手术探查修补同时做耻骨上膀胱造瘘术。

(3)神经损伤　病情许可,早期手法复位固定,有利于神经功能的恢复。其间内服神经营养剂,如维生素 B_1、维生素 B_{12}、谷维素等。针灸:坐骨神经损伤,针环跳、委中、承山、三阴交;股神经损伤,针阴廉、冲门、风市、伏兔、足三里等穴。骨盆骨折脱位引起的神经损伤,多为挫伤、牵拉伤或挤压伤,很少完全断裂,一般经上述治疗可以完全恢复。

3. 中药治疗

(1)早期

1)血瘀局部胀痛较轻者,治宜活血消肿、理气止痛,内服活血灵汤,皮肤完好者可外贴接骨止痛膏药。胀痛重者内服桃红四物汤、解毒饮或少腹逐瘀汤。

2）血瘀腹膜后出现腹部胀满,大便秘结,全身发热而无血脱者,治宜祛瘀活血、通便消胀,内服血府逐瘀汤,加大黄 12 g、芒硝 20 g。

3）流血过多,脉微体弱,四肢厥逆者,治宜回阳救逆,内服独参汤或参附汤;病情稳定体质仍虚弱者,服八珍汤或圣愈汤以补气血。

4）尿道和膀胱损伤者,手术修补后治宜清热解毒、活血利尿,内服仙复汤,加车前草 30 g、大青叶 30 g、金钱草 30 g。

（2）中后期　患者基本情况好转,骨位稳定,疼痛减轻,肿胀消退,治宜舒筋活络、益气养血、壮肾补骨,先后内服三七接骨丸、养血止痛丸、加味益气丸、壮腰健肾丸或十全大补丸。神经损伤出现肌肉萎缩、肢体发凉者,内服麻桂温经汤或黄芪桂枝五物汤,加羌活 10 g、防风 10 g、细辛 6 g、僵蚕 8 g。

第五章 关节脱位

第一节 肩关节脱位

肩关节脱位分为前脱位和后脱位,临床上以前脱位较常见。

【病因病机】

病因包括直接暴力或间接暴力,以间接暴力引起较为常见。

1.传导暴力 当患者躯干向前外侧倾斜跌倒时,手掌撑地,肱骨干呈外展姿势,由手掌传导至肱骨头的暴力可冲破肩关节囊前壁,向前脱位多见,如暴力强大或继续作用,肱骨头可被推至喙突下或锁骨下,成为喙突下或锁骨下脱位。个别暴力强大时,肱骨头可冲进胸腔,形成胸腔内脱位。

2.杠杆暴力作用 当上臂过度外展、外旋、后伸,肱骨颈或肱骨大结节抵触于肩峰时,构成杠杆的支点作用,使肱骨头向盂下滑脱,形成肩胛盂下脱位,继续滑至肩胛前部成为喙突下脱位,因肩关节脱位时大结节受撞击,故常伴肱骨大结节骨折。

发病机制主要为肩关节囊的破裂和肱骨头的脱出,也有盂唇处破裂不易愈合,可为习惯性脱位的原因。早期可合并肩袖损伤、大结节撕脱性骨折或肱骨头和肩盂骨折。晚期可并发创伤性关节炎、关节活动障碍等。

【症状与诊断】

1.症状 伤后患肩疼痛、肿胀,关节活动受限。常以健侧手扶持患肢前臂,头倾向患侧,患肩可呈现"方肩"畸形。患肢弹性固定于外展20°~30°。触诊时可感觉肩峰下明显空虚。搭肩试验阳性。

2.诊断 根据患者的外伤史、典型临床表现及 X 射线检查常可明确诊断。

【治疗】

1.整复方法 肩关节脱位应及早手法整复,固定治疗,操作时应注意手法轻柔、准确,以免发生合并伤,根据患者具体情况可以在针刺麻醉或臂丛神经阻滞麻醉下行手法复位。如闭合复位不成功必要时行外科手术切开复位治疗。李氏正骨复位手法包括:①手牵足蹬法,此法最为常用。②牵引回旋法,适用于肌肉发达患者。③拔伸拖入法,此法稳妥、安全、有效,适用于老年患者。

2.固定方法 复位后患者肩部外敷李氏祖传"黑玉断续膏",患肢以前臂吊带悬吊于胸前,每周更换一次膏药,固定2~3周。

3.其他治疗 口服活血化瘀中药汤剂以促进受损关节囊、肩袖及损伤韧带的修复,同时加强患侧掌指关节及腕关节功能锻炼,2~3周后去除患肢膏药,根据患者关节功能恢复情况给予针灸、中药热罨包、艾灸及引导式关节康复运动疗法等中医康复治疗,促进患肢关节功能恢复。

【临床病例】

患者,刘某,骑电车上班时因路滑摔倒,致左肩肿胀、疼痛,不能活动,急到医院就诊,行CR检查示:左肩关节脱位伴大结节骨折。门诊检查后以"左肩关节脱位伴大结节骨折"收治。

影像学检查示:左肩关节脱位,大结节可见骨质结构断裂,皮质不连续。可见骨块移位,局部软组织影明显肿胀。余肩关节诸骨结构完整,未见明显异常改变(图5-1)。

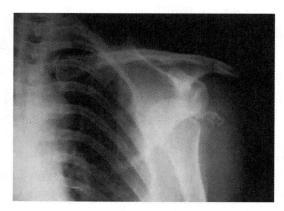

图5-1　复位前

中医诊断:骨折病;气滞血瘀。

西医诊断:左肩关节脱位伴大结节骨折。

患者入院后给予完善相关检查,在X射线下行李氏正骨手法整复(图5-2)。骨折处"黑玉断续膏"外敷,夹板固定,同时口服当归汤。卧床休息,骨科护理常规,忌食生冷、辛辣及绿豆。

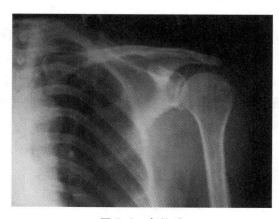

图5-2　复位后

出院情况:患者神志清,精神尚可,一般情况尚可,诉右肩疼痛减轻。查体:患者心、肺、腹检查未见明显异常。右肩疼痛,膏药外敷良好,双下肢及左上肢活动尚可,末梢循环及感觉尚可。

第二节　肩锁关节脱位

肩锁关节脱位以男性青壮年患者多见。直接暴力和间接暴力均可造成肩锁关节脱位,以直接暴力多见。

【症状与诊断】

1. 症状　伤后局部有不同程度的疼痛、肿胀和活动障碍。查体时可见肩部有擦伤或挫伤痕,锁骨外侧端高于肩峰而成"台阶状"畸形,肩锁关节处压痛明显,全脱位者喙锁间隙也有压痛,可叩及关节处间隙增大并可触及弹跳感(琴键征)。

2. 诊断　X 射线检查可明确脱位的类型及程度。轻度脱位,单侧普通 X 射线片不能确诊者,应拍双侧肩锁关节应力位片进行对比。半脱位时肩锁关节间隙<5 mm,全脱位时肩锁关节间隙>5 mm。肩锁关节脱位需与锁骨外 1/3 骨折相鉴别,当锁骨骨折发生于外 1/3 尤其是移位骨折,由于距肩锁关节较近,与肩锁关节脱位临床表现较相似,但 X 射线检查可明确诊断。

【治疗】

肩锁关节脱位以闭合复位外固定为主,如固定效果不满意或陈旧肩锁关节脱位并影响关节功能者可考虑手术治疗,但是 45 岁以上患者应以保守治疗为主,因手术或长时间外固定易引起肌肉萎缩和关节粘连。

手法复位:患者取坐位,曲肘,术者一只手托住患肘将上臂沿肱骨纵轴上推,同时用拇指按压锁骨外端即可复位。复位后肩部外敷"黑玉断续膏",用一厚棉垫置于肩上锁骨外端隆起处,胶布固定棉垫,再用"8"字形绷带外固定,前臂吊带悬吊患肢于胸前,固定 4～6 周,口服活血化瘀中药汤剂以促进受损韧带的修复,同时加强患侧掌指关节及腕关节功能锻炼,固定期间应经常检查外固定的效果,如有松动及时调整,定期行 X 射线检查了解固定效果。

由于肩部解剖关系复杂,伤后易并发肩周炎,4～6 周后去除患肢膏药,根据患者肩部关节功能恢复情况给予针灸、中药热罨包、艾灸及引导式关节康复运动疗法等中医康复治疗,促进患肢关节功能恢复。

第三节　下颌关节脱位

下颌关节,俗称牙关。下颌关节脱位,亦称颞颌关节脱位,又名"掉下巴"。

《医宗金鉴·正骨心法要旨》载:"颊车骨,即下牙床也,俗名牙钩,承载诸齿,能咀食物……故名颊车,其骨尾形如钩,上控于曲颊之环,或打扑脱臼,单脱者为错,双脱者为落……"

下颌关节,是由下颌骨两髁状突和颞骨的颞颌关节窝所构成,是人体头面唯一的可动关节,周围有关节囊包绕,囊壁由韧带加强,但前壁较薄弱和松弛。

【病因与分类】

下颌关节脱位,临床上较为常见,多发生于老年体弱者。由于解剖因素,多发生前脱位。

1.病因

(1)过度张口　由于下颌关节前侧关节囊和韧带比较薄弱和松弛,加之张口时,下颌髁状突向前移动,至关节结节之下,处于不稳定位置。当过度张口,如做大笑、打哈欠、拔牙、呕吐等动作时,下颌髁状突容易越过下颌关节结节,形成下颌关节前脱位。此种脱位多为双侧。

(2)暴力打击　即指暴力打击引起的下颌关节脱位。下颌部遭受侧方暴力打击,或在单侧臼齿咬食硬物时,关节囊的侧壁韧带不能抗御外来暴力,则可发生下颌关节脱位。此种脱位多为单侧。

(3)肝肾虚亏　老年体衰、久病虚弱、气血不足、肝肾亏损、血不荣筋,致韧带松弛,容易发生脱位和形成习惯性脱位,主要是下颌骨的髁状突越过颞颌关节结节的最高点,绞锁于颧弓下面形成。新鲜脱位复位后,因过早活动,致关节囊和韧带未得到很好修复,可导致习惯性脱位,当然与身体的强弱也有一定的关系。

2.分类

(1)按发病原因分类　①外伤性脱位:由于外力作用,而致下颌关节脱位。②习惯性脱位:由于脱位整复后过早活动,关节囊及韧带修复不佳或身体虚弱,筋肉松弛,而致下颌关节多次发生脱位。

(2)按脱位侧别分类　①双侧脱位:下颌关节为联动关节,双侧同时发生脱位者,较多见。②单侧脱位:仅一侧发生脱位,较少见(图5-3)。

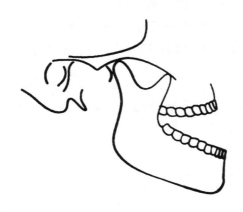

图5-3　下颌关节脱位

【症状与诊断】

1.症状 下颌关节脱位后，口呈半开合状畸形，弹性固定，不能开合自如，上、下齿列不能正常咬合。语言不清，吞咽困难，时而流涎。双侧脱位者，表现为下颌骨下垂、前突，咬肌痉挛、隆起，面颊扁平，双侧耳屏前方凹陷，双侧颧弓下，可触及下颌髁状突。单侧脱位者，表现为口歪向健侧，不能闭合，呈半张口状弹性固定，患侧耳屏前凹陷及颧弓下可触及下颌髁状突。

2.诊断 依据外伤史、临床症状，即不难做出诊断。

3.鉴别诊断 应与下颌髁状突骨折相鉴别。

【治疗】

《医宗金鉴·正骨心法要旨》说："凡治单脱者，用手法摘下不脱者，以两手捧下颌，稍外拽，后向内托之，则双钩皆入上环矣，再以布自地阁缠绕头顶以固之。"宜内服逐瘀接骨丸。

1.手法复位

（1）外伤性下颌关节脱位 下颌关节脱位复位较易，不必应用麻醉，一般采用牵拉推提倒程逆施法复位。

1）口腔内复位法：患者背靠墙坐于低凳上，面向前，双眼平视，一助手站侧方，以两手扶持固定头部，勿使头部俯仰或左右摆动；术者站于患者对面，两手拇指以纱布包裹，伸入患者口腔，按于两侧最后方的大臼齿上，余指托住下颌体，此时两拇指用力向后下方压，余指向前牵，向上提并后推，使下颌骨向后旋转，关节头即滑入臼窝，当听到复位声，两拇指顺势滑向牙齿外侧，以免咬伤，同时使上、下齿咬紧，抽出拇指即可。此法适用于各种下颌关节脱位（图5-4～图5-8）。

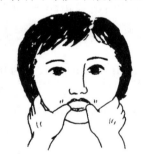
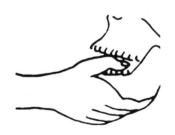
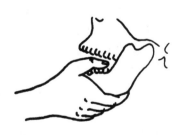

图5-4 准备（正面观）　　　图5-5 准备（侧面观）　　　图5-6 拉（第二步）
　　　（第一步）　　　　　　　　　（第一步）

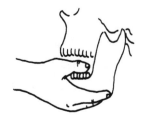
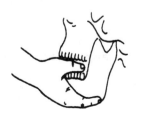

图5-7 托（端提）（第三步）　　　图5-8 推（第四步）

对老年患者无牙齿者,可按下颌齿龈最后的上方。

单侧脱位者:压患侧的拇指用力向下按,压健侧的拇指只是加以辅助,方法同上。如不能复位,亦可将健侧人为造成脱位后按双侧脱位进行整复。

2)口腔外复位法:有3种方法。

• 患者体位与助手同上法,术者站患者对面,以双手拇指分别置于患者两侧面颊外侧下颌体与之交界处的上缘,其余四指托住下颌体,双手拇指由轻而重,向下按压下颌骨的同时,余指托推下颌体向上、后旋转复位,即可听到复位声。如为单侧脱位,单侧用力,原理、方法同口腔内复位法。

• 患者体位与助手同上,术者站于患者对面,以双手拇指推按双侧下颌骨髁突的前上方,缓缓用力向下后方推挤,当髁突顶端被推至关节结节顶部水平时,仍维持原推挤力,同时令患者缓缓闭口,即可听到复位声。如为单侧脱位,右侧脱位用左手,左侧脱位用右手,推挤脱出的下颌髁突,另一只手扶持头部以固定,方法同上,可以不用助手即可复位。口腔外复位法,多用于老年及习惯性脱位患者。

• 加垫复位法:患者体位与助手同上,唯头略后仰(不用助手亦可)。预制2个2 cm×2 cm(高和直径)圆柱形纱布垫或软木垫,先用止血钳将垫放置于下颌两侧最后的臼齿上(尽量向后推);术者站于患者后方,使患者枕部靠于术者胸部,其两手叠置于下颌前下方,进行托提下颌,使患者同时配合闭口,即可听到复位声,再用止血钳将垫子取出即可。如为单侧脱位,可只用一个垫子,置于患侧的最后臼齿上,术者站于健侧,一只手扶患者枕顶部进行固定,另一只手置于下颌前下方,稍偏于健侧,推托下颌向上、向后及患侧,同时令患者缓缓闭口,即可复位。此法多用于精神紧张的患者。

下颌脱位复位的关键:①拇指或垫子放置的部位应于最内侧的臼齿或齿龈上,才易将下颌绞锁的关节突松解;②当绞锁的下颌髁突有滑动时再托下颌向上、向后;③头不能上仰,应置于俯仰的中立位加以固定最好。

下颌关节复位后的标志:①已不痛或基本不痛;②口腔可以自由开合;③上、下齿可对合;④耳屏前凹陷消失。

(2)习惯性脱位 习惯性脱位较多见,因关节囊松弛,筋肉软弱,复位较易,常采用口腔外复位法即可。

2.固定方法 用四头带将下颌托起,固定1周。在固定期间,进流质饮食,半个月后进软食,1个月以内不能吃硬物,并防止做张大口动作,如大笑、打哈欠、喷嚏时均需注意。习惯性脱位应固定2～3周。

3.功能锻炼 固定期间,嘱患者经常做咬牙活动锻炼,以增强肌肉的力量和下颌关节的微动,以促进气血循环,避免关节粘连。随着固定的解除,开始锻炼口腔的开合活动,并逐渐增大活动范围和次数,半个月后可以自由活动,但仍不能嚼硬物,直至恢复正常为止。习惯性脱位,应经常做咬牙锻炼,并时刻注意勿做张大口活动和咬嚼硬物。

4.药物治疗 新鲜脱位者一般不需服药,如后期下颌关节酸困无力或有疼痛者,治以养血壮筋、通经活络之法,可内服养血止痛丸。如有关节僵硬、酸痛或下颌关节弹响者,治以益气养血、除风活络,方用益气除风汤。习惯性脱位,应长期服用补肝肾、强筋骨、补气血之剂,方用补气壮筋汤。